權威專家告訴你：史上最有效的【自然飲食代謝減重法】！

吃對東西，有酵就能瘦！

生食蔬果，
補充食物酵素，
就能激化代謝機能，
促進脂肪燃燒！

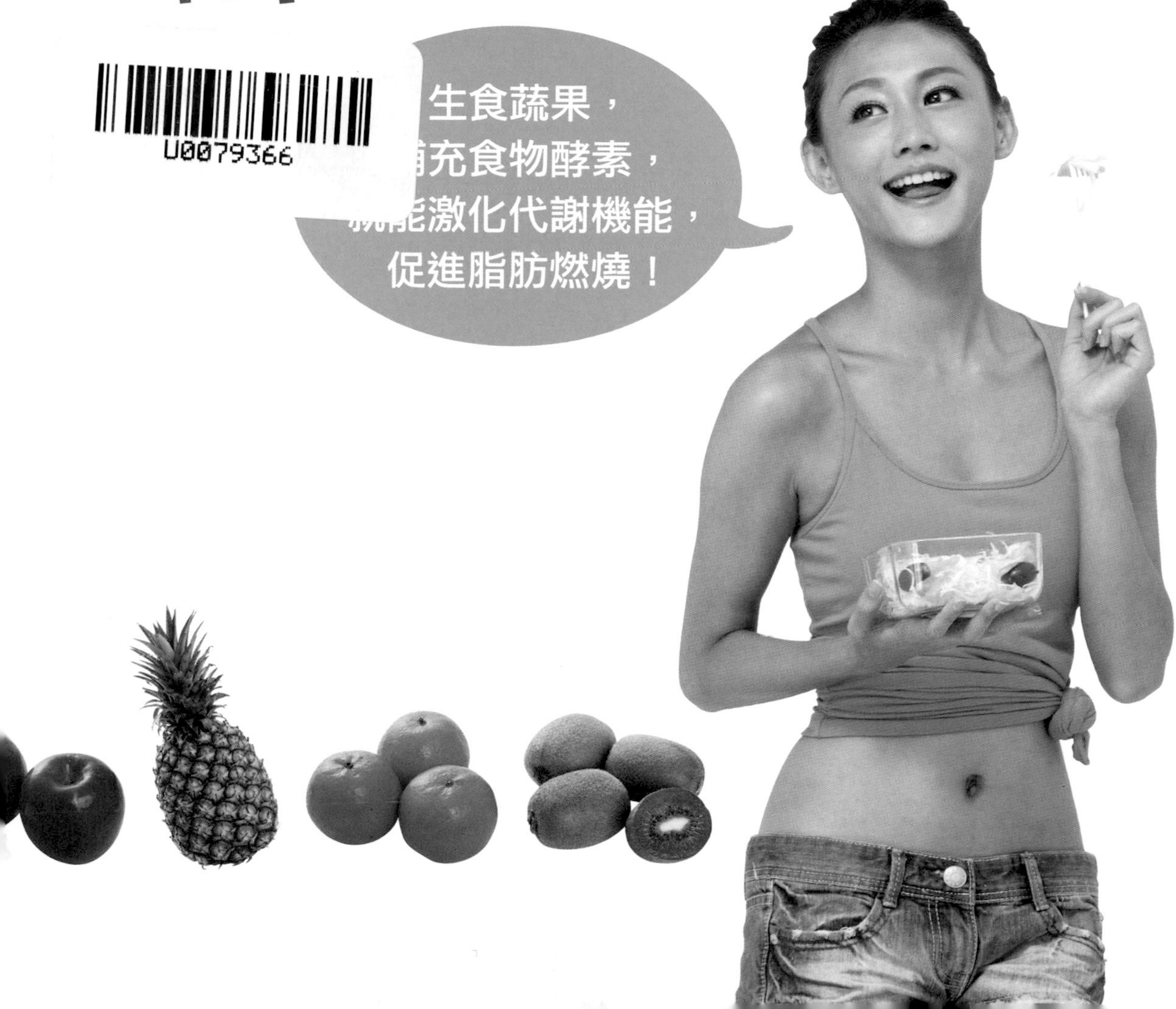

編訂者序

以自身減重經歷分享：酵素是新陳代謝的關鍵！

吃得技巧，就能瘦得有效！

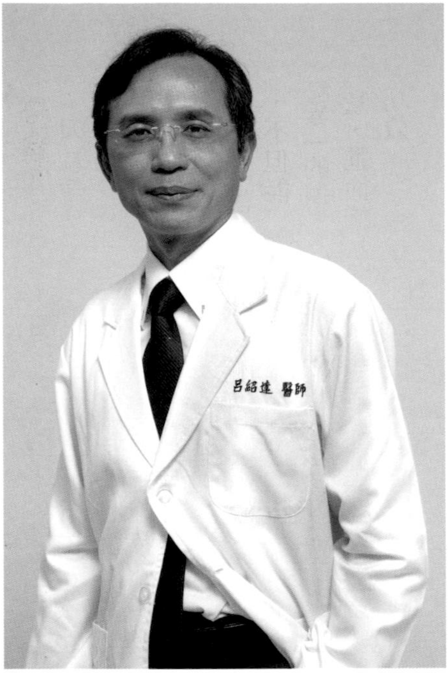

生活型態的改變，導致現代人營養攝取不均，進而產生過度肥胖、代謝症候群的病例逐年倍增的可怕現象。身為醫師，加上自己曾經有過同樣困擾，所以，在歷經「減重之路」後，我經常以自身之經歷鼓勵大家「少吃多動」，並在「蘋果屋出版社」的邀請下，將運用毛巾操進行瘦身、調養身體的技巧，公開分享給大家知道。一年多來，連續三本書的熱烈迴響，讓我深深體悟到一個事實，那就是——身受肥胖之苦的民眾，真的是太多了！

也正因為如此，當蘋果屋陳社長跟我談起要出版一本有關「酵素、代謝與減肥」的書籍時，我不但覺得非常有必要，而且，也認為正好可藉由這樣一本書籍的出現，來傳遞我對於「運動瘦身」之外的「飲食減重觀」——這本《吃對東西，有「酵」就能瘦！》**所講述的，就是很關鍵的一個理念，那就是：「在對的時間、吃對的食物，就能加速『代謝』機能，讓身體自然而快速的瘦到健康狀態！」**

想減肥？吃得有「酵」是關鍵！

簡言之，「新陳代謝」涵蓋體內所有化學反應與生理活動，而**「酵素」正是促進新陳代謝的重要物質**；也正因為「新陳代謝速率」反應出熱量消耗的快慢，所以，**想「瘦」就要靠酵素的正常運作**。換句話說，「酵素」就是讓人變瘦、變美、變健康的原動力！

但是，想要讓酵素要能夠在身體內源源不斷地合成，就得靠正確的飲食習慣，包括吃下肚的食物種類、食用分量、吃的時間以及烹調方法等等。舉例來說，不少病患都會問我：「呂醫生，我已經有做運動、也吃得很少了，但為什麼還是瘦不下來？」事實上，減肥最忌諱的就是「不當節食」，因為吃得不夠、營養素缺乏，不但會造成新陳代謝的紊亂，甚至還會危害其他器官的機能，所以，就算一時之間體重有所下降，但很快的，你就會感到體力變差，甚至沒有多久就又會復胖回來！

吃蔬果，高纖低脂超有「酵」！

因此，我要強調「吃對東西」的重要性——本書中所談的**「生食天然蔬果」，既符合「高纖維、低熱量」的健康飲食原則，加上富含大量未被破壞的「食物酵素」，可說是促進身體進行消化及代謝作用的最佳食物**。因為酵素是維持細胞運作的最基本原料，但人體所合成的「消化酵素」及「代謝酵素」，不但會隨著年紀增長而降低產出，而且二者的總量也是有限的，因此，只要能從食物中取得酵素，透過「食物酵素」的運作，吃下去的東西可以更順暢的消化，這樣一來，不但能降低「消化酵素」的耗損，還能促進「代謝酵素」的運作，讓囤積在體內的脂肪有效燃燒、轉為能量，進而達到消除肥胖、加速排除老廢物質及毒素的功效。

生食法，正確「擇食」保健康！

不過，講到「生食」，許多人都有「要怎麼吃？」的疑問。而本書除了提供好用實用、營養均衡的生食食譜及外食應用選擇之外，更藉由詳盡的觀念解析及QA問答，讓大家對於「生食減肥」的醫學原理有所認知，並**搭配「「三・八體內循環時間表」的觀念，告訴大家「吃對時間」的重要性與效果性**，幫助大家釐清常見的疑惑與誤解，可以說，這是一本全方位建構「有酵飲食」完整觀念的參考書，不但「想減重」的人應該看，我相信，只要是想「吃得健康」的人，都應該看！

在這裡，我謹將這本書推薦給每位讀者——「病人的健康，是醫生的首要顧念！」希望本書的出版，可以帶動正確的「擇食」習慣，並藉由身體力行的實踐，讓惱人的肥胖與疾病遠離你我的生活，從此擁有健康、快樂的人生！

呂紹達 謹誌

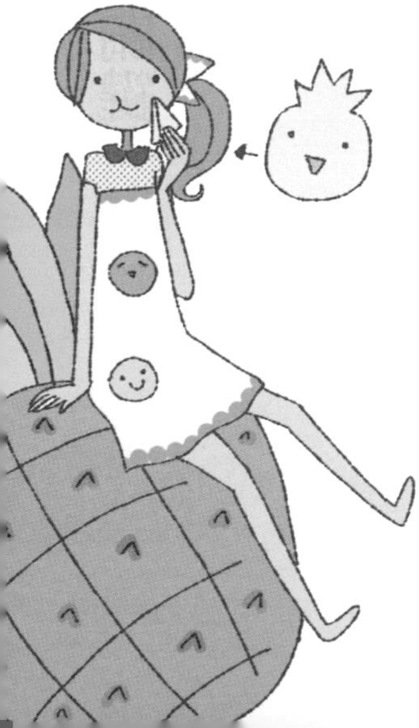

實證案例

現身說法，成功減重型男自述！

「生食」蔬果，讓我兩個月瘦40公斤！

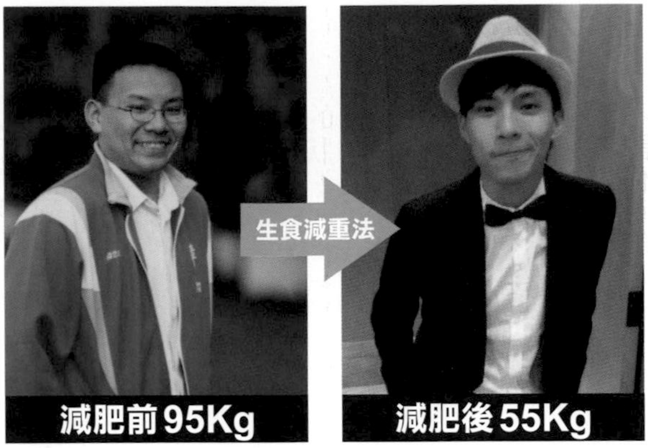

生食減重者檔案

姓名：李浩宇（Dannis Lee）
年齡：25歲
職業：學生
身高：176公分
體重：65kg
減肥時間：2個月

瘦子變胖子，都是宵夜炸雞排惹的禍！

我小時候原本是個瘦子，但念小學時，有一年暑假去外公家住，不知不覺中竟養成了宵夜時一定要吃炸雞排的習慣，沒想到一個月下來就胖了7公斤。但是，家裡大人並沒有因為這樣而特別約束我的飲食，反而還覺得小孩子就是要胖胖的才可愛……。所以，就這樣，在錯誤的飲食方式中，從此展開了我長達10年的肥胖之旅；最胖時，體重甚至直逼100公斤！

其實，我自己本來也沒有覺得胖有什麼不好，一直到國三那年，有一次體育課在跑步的時候，我因為不小心跌倒，鞋子也掉了，但同學們竟然紛紛從我旁邊呼嘯而過，還一邊大聲嘲笑我說：**「豬蹄掉了！豬蹄掉了！……」**那一瞬間，真的讓我深受打擊，同時，一個念頭也在我心中迸發，那就是：「我一定要減肥！」

斷食沒有用，新聞報導「生食」讓我心動！

剛開始要減重的時候，由於完全沒有概念應該怎麼做才對，所以，我一心只想到「節食」。而為了想讓自己趕快瘦下來，我甚至採用「完全不吃」的「斷食」方式來自我要求。但是，也因為這樣的方法根本不正確，所以，不但沒有任何效果，而且還把正值發育期的自己餓得頭暈目眩，每次都實施不到一個禮拜，就宣告放棄！

就在我覺得很氣餒的時候，有一天，我看到新聞報導提到，美國女星黛咪摩爾等許多歐美知名人士都崇尚「生食」風潮，甚至，還因為這樣的飲食習慣而維持、擁有苗條的身材。於是，儘管完全不明白這種瘦身方式的原理何在，但是，我還是決定一定要好好利用暑假來實施這個計畫，為的是希望暑假過後進到高中時，自己可以用不一樣的面貌來認識新同學！

均衡吃生食，搭配健康運動成功減重！

打從開始採行生食，我每天早晚兩餐都吃生菜沙拉、水果搭配優酪乳，而且還固定攝取2000c.c以上的水分。同時，因為聽說生食減肥、只吃蔬果可能會導致蛋白質攝取不足，所以，**我也會搭配汆燙雞肉、牛肉和豬肉，或以喝豆漿、吃水煮蛋的方式，讓各種營養素均衡，並多在午餐及晚餐時補充蛋白質。**

就這樣，大概一個禮拜左右，我就發現，原本自己排便不順的狀況，已經獲得明顯改善，每天都能有一次以上的正常排便；此外，臉上因為青春期而冒出的大小痘痘，也變少許多，皮膚出油的狀況也沒有那麼明顯頻繁了。

而在此同時，我也沒有忘記要**配合運動**——因為喜歡游泳，所以，我每天都會到游泳池報到，游累了，就在水道中漫步行走，利用水中阻力消耗更多熱量——不說你可能不知道，在水中運動所消耗的卡路里，可是在陸地運動的兩倍！——**兩個月下來，驚人的效果出現了**，那就是當時身高大約170公分左右的我，**體重竟從95公斤「激瘦」到了55公斤！**

有「酵」就能瘦，維持代謝正常不再復胖！

如今，距離我採行「生食減重法」的那個暑假，已經又過了10個年頭！「發育完成」的我，現在已經是一個身高176公分、體重65公斤的大男生。雖然我不願意再回顧自己過去肥胖的身型，但是，我非常樂於將這段瘦身史分享給更多仍在為肥胖問題而傷透腦筋的朋友們。

其實，**「生食法」之所以能夠讓我成功減重，究其原理，就是因為食物酵素所帶動的代謝機能作用所致，加上充分吻合「高纖低脂」的健康飲食原則，當然能夠讓我們的身體產生本質上的變化，進而分解掉多餘脂肪、排除掉有害毒素，**讓我們的身型恢復到應該有的健康狀態。

在這裡，我除了為自己所實踐過的「生食減重法」做見證，也要告訴大家，雖然現在的我已經恢復正常飲食，但每逢與朋友大吃大喝、聚會應酬之後，我還是會利用至少一天的時間來吃生食，以期讓有「酵」飲食達到清理腸胃、促進代謝的目的，進而常保身體的輕盈與健康——我謹鄭重將這個方法推薦給每一個需要的人，不論是你是男生還是女生，都希望你能在這本《吃對東西，有酵就能瘦！》的導引下，開始嘗試這史上最有「酵」的減肥方法，讓自己在醫療及營養專家的帶領下，輕鬆瘦得自然又健康！

生食減重見證人 李浩宇

（Dannis）

Contents

吃對東西，有酵就能瘦！

PART 2 【觀念篇】

利用「天然酵素飲食」，你可以瘦得又快又健康！

—4大觀念，讓你自然減重無負擔！

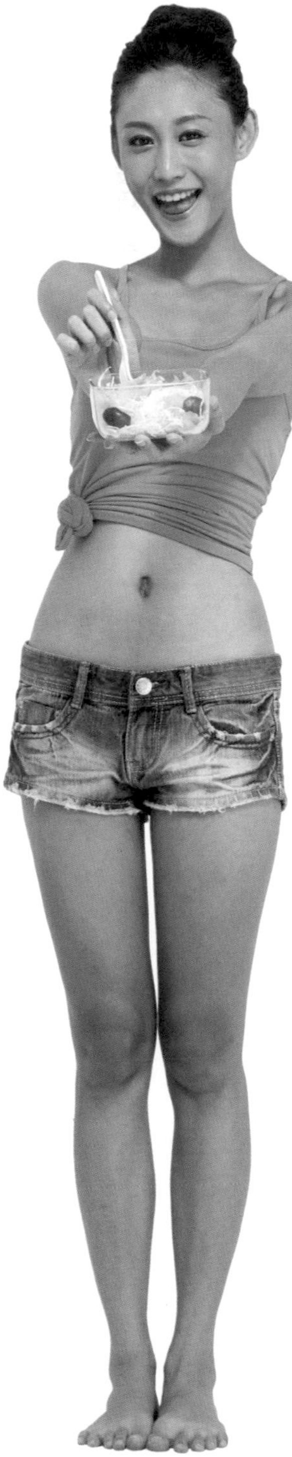

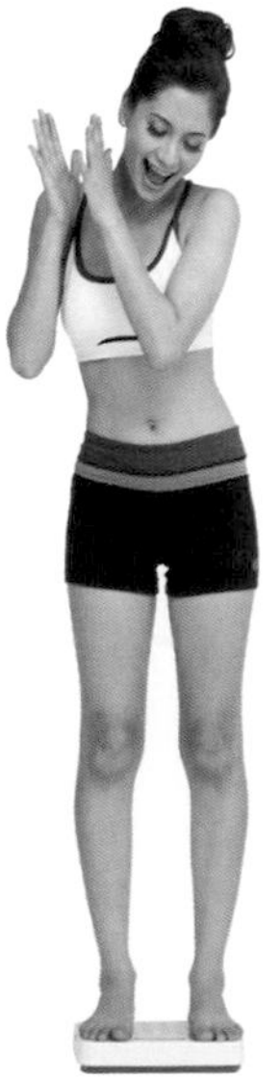

有酵飲食

PART 5 【附錄篇】

實用附錄

實用附錄

PART 0【檢測篇】

吃得不對，一定胖！

——10個問題，快速查出讓你「瘦不了」的錯誤飲食習慣！

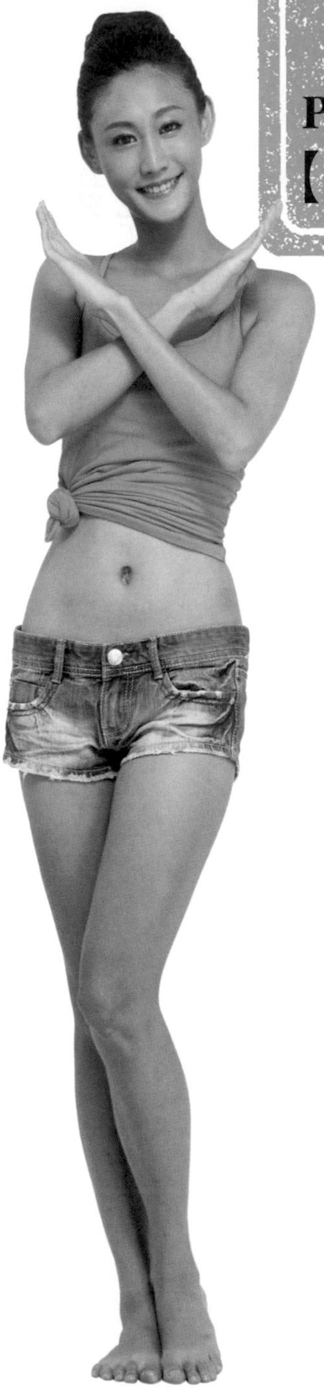

你知道嗎？世界各國的「肥胖人口數」都在快速成長，而根據統計，台灣的過重人口也從20年前的12％上升至目前的47％，其中約有超過550萬人已經到達肥胖的程度。之所以會造成體重過重、身材肥胖的狀況，除了壓力太大、作息不正常等因素所致，最主要的原因，還是由於「飲食不當」——你是不是也有同樣的問題而不自知呢？現在不妨來檢查一下，自己究竟有哪些錯誤飲食習慣所以「瘦不了」！

錯誤01 每天趕著上班，乾脆不吃早餐了！

詳解 經過一夜的休息，早餐距離前一餐大約已有10～12小時，而**「空著肚子」**去上班、上課，**將會出現血糖過低、細胞無法運作的狀況**，進而造成腦部遲鈍、記憶力降低，如此一來，不但工作及學習效率不彰，而且，**過度飢餓**，也**會讓大腦自動發出「下一餐吃更多補回來」的訊號**，當然無益於減重。

錯誤02

吃東西狼吞虎嚥，10分鐘解決一餐！

詳解 由於生活步調緊湊，每餐進食的速度也「飛快」，往往沒有充分咀嚼，就將食物通通推進胃裡。而這樣的結果，**一則容易吃下過多食物，二則會使得胃部必須承擔不屬於它的工作**——消化塊狀食物，久而久之，不但會導致胃疼、胃潰瘍，而且，胃部來不及消化的食物，就會推給小腸，造成小腸吸收所有養分，身體快速發胖的惡果。

錯誤03

偏好「重口味」，喜歡在食物裡加辣椒、醬油！

詳解 口味重的食物，不外乎較鹹、較辣、較油，或是加入味精、人工添加物調味品等，因為**對於味覺具有高度刺激性，所以，極容易伴隨吃下大量的米麵澱粉質及糖水飲料**，影響所及，不但脂肪囤積、肥胖上身，而且長期累積下來，還會對腎臟形成很重的負擔，甚至造成晚年需要洗腎的可怕後果。

錯誤04

總是8點以後才吃晚餐，或是睡前忍不住吃宵夜！

詳解 因為下班、下課晚，所以吃晚飯的時間也就跟著延後，或是在不經意間養成了「一定要吃宵夜才睡得著」的習慣。但由於我們的**身體在晚上8點之後就會開始進行「修護細胞」的工作**，**體內器官沒辦法同時進行食物代謝**，所以，所有吃下去的養分就會被吸收，並轉化成脂肪被儲存起來。

錯誤05

晚間常有聚餐、應酬，晚餐吃得「太豐盛」！

詳解 傍晚是人體內胰島素大量分泌的時候，而它的作用是將血糖轉化成脂肪凝結在血管壁上。**如果經常在晚餐時段大魚大肉、吃得太過營養，那麼，除了容易造成肥胖，同時，也極易導致高血壓、高血糖、高血脂等「三高」症狀**，甚至引發血管阻塞、心肌梗塞等相關疾病——這也正是為何多數應酬較多的中高齡男性，都有這個現象的原因。

錯誤06

吃飯配電視，上網、看電影配零食，吃東西的時候經常不專心！

詳解 進食的時候不專心、把注意力都集中在其它地方，**會使大腦沒有辦法精確判斷——「究竟身體獲取足夠營養了沒？肚子已經飽了嗎？」也因此，往往讓我們在不知不覺中，一口接一口吃下過量的食物**。如果沒有意識到這個習慣的影響力，日復一日沒有改變的結果，當然就是「莫名其妙」的發胖。

錯誤07

「方便湯」、「方便麵」，天天吃速食產品！

詳解 「速食麵」、「杯湯」、「微波調理包」、「罐頭」……各式各樣的「方便食品」雖能省去做菜的時間與麻煩，但是，**經過油炸的麵條，以及各種調味包中的人工添加物、抗氧化劑等**，對於肝臟、腎臟等器官來說，都是會造成負擔的有害物質，不但**有礙代謝機能的正常運作**，也因為成分當中多是精製澱粉、精糖、精鹽，多吃只能補充熱量，並不具備其它任何對身體有益的營養素。

錯誤 08

喜歡吃香腸、肉乾、鹹魚、臘肉等煙燻及醃製食物！

詳解 烤香腸、豬肉乾除了佐餐，也常被拿來當作零食，往往一吃就是好幾條、好幾片；至於重口味的鹹魚、臘肉、烏魚子、火腿等，更是坊間常見的下酒菜，但**這類「熟食」屬於精製加工食品，裡面含有大量糖、鹽，以及硝酸鹽、亞硝酸鹽等「保色劑」成分**，如果攝食過量，不但無益體重控制，也容易導致食道癌、胃癌等疾病的發生。

錯誤 09

為了排便順暢，而經常超量飲用市售優酪乳！

詳解 天然優酪乳經過發酵、富含益生菌，所以具有幫助排便、清理腸道、減少便秘性肥胖的功效。但**一般市售優酪乳往往含有過高的糖、人工香料、調味料等成分，如果經常性的「過量」飲用，不但無法幫助減肥，反而還會因為攝取過多糖分而轉為脂肪堆積在體內**。所以，如果喜歡喝，最好自行製作，而且盡量不加糖。也或者，可以多吃牛蒡、木耳、蔬果等天然食材來取代，同樣可以達到促進腸道代謝的功效。

錯誤 10

為了控制體重，一味以「低熱量代餐包」來取代天然食物！

詳解 **五花八門的減重代餐，其成分通常不具營養價值**，而只是單純強調「具飽足感」、「熱量低」的特點，**長期用來代替正餐，雖然短時間內會因為熱量攝取降低而顯出體重變輕的現象，但事實上，大腦也會不斷發出「要攝取更多營養」的指令**，讓人更容易想吃東西。所以，惡性循環的結果，除了營養不足導致的疲憊感，更令人氣餒的是，一旦停食代餐之後，身體就會很快復胖。

PART 1
【知識篇】

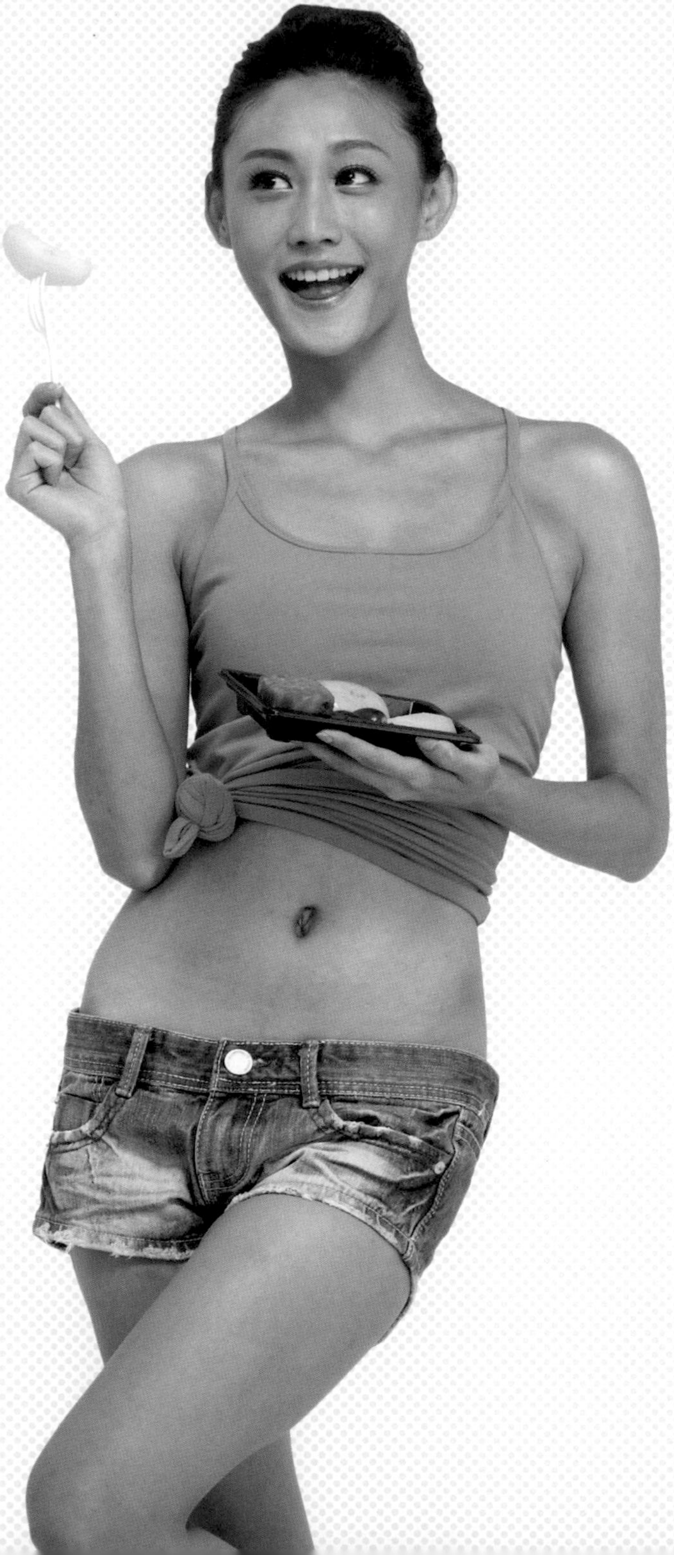

「酵素」是讓人變瘦、變美、變健康的原動力，而「生食」則是補充酵素的最佳方法！

——4大知識，建立你對「酵素」、「生食」以及「身體」的了解！

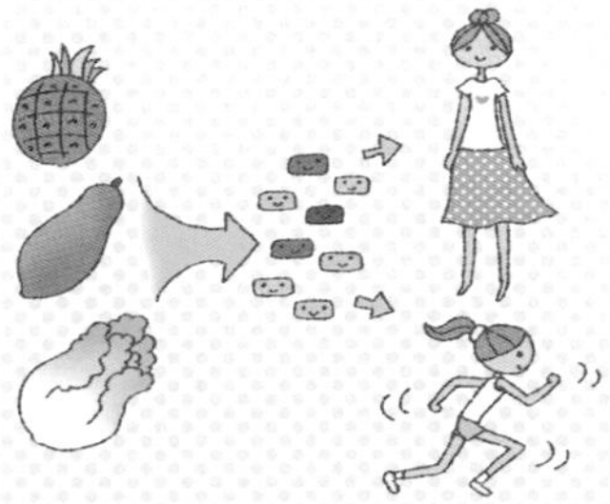

Must Know 1

「酵素」，正是促進身體「代謝」的關鍵物質！

酵素是什麼？簡單來說，它是一群胺基酸所組成的活性蛋白質，又稱為**「酶」**，在所有動植物體內，都可以發現它的存在，也因此，有人將它稱為**「掌握所有生命活動的物質」**。之所以被命名為「酵素」（Enzyme），根據希臘字源，可知是取其「存在於酵母（zyme）中」的意思；也正因為當初是在酵母中被發現、而且是一種能夠製造出生命活動的物質，所以才因此得名。那麼，酵素與人體又有什麼關係呢？

酵素負責帶動人體各項作用；「新陳代謝」則是體內化學反應的總稱

對於人類來說，為表現各種生命現象，就必須獲得「能量」，以及促進生長所必需的「新物質」；這個過程，藉由我們攝取營養、並經由體內的「分解作用」（產生能量）及「合成作用」（產生新物質）來達成；而這所有的分解及合成反應，即統稱為「代謝作用」——換句話說，「新陳代謝」就是指身體內所有的化學反應，可說涵蓋了所有生理活動。

而人體內的幾千種酵素，主要就是擔任「生物催化劑」（Biocatalysts）的角色，也就是負責「帶動及加快」生化反應的速度、各司其職地參與所有的身體活動——**從食物進到體內開始，包括進行分解、合成有用物質、吸收轉化為帶動思考、運動、睡眠、呼吸、分泌荷爾蒙……等各種動作的能量，乃至於排出不需要的廢物，這一連串的過程，都需要酵素的幫忙。如果沒有它，人體將需耗費極長的時間才能完成新陳代謝**，而這種長時間的反應並不足以維持生命現象，因此，身體便發展出一套能快速產生能量及合成新物質的代謝路徑，亦即每一個代謝反應路徑都需要「酵素」幫忙，才能快速完成進行。也因此，我們知道——「酵素」就是促進身體新陳代謝的關鍵物質！

「新陳代謝速率」反應熱量消耗的快慢，想瘦就要靠酵素正常運作

正因為「新陳代謝速率」等同於「熱量釋出的速率」，所以，想要擁有健康窈窕的美麗身型，就必須有效掌控自己的新陳代謝狀況；換言之，**新陳代謝速率快，熱量釋放的速率也愈快，體重會隨之減少；反**

之，新陳代謝速率慢，熱量釋放速率也慢，體重當然會跟著增加。

所以，如果能讓體內的酵素正常發揮作用，就可以使得被吸收進來的五大營養素（醣類、蛋白質、脂肪、維生素、礦物質）充分被運用，且維持代謝正常——以蓋房子為例，酵素是擔負各種工作的「工匠」；醣類、蛋白質、脂肪是「建築材料」；而維生素、礦物質則是各種「工具」。如果沒有認真的工匠，即便材料工具齊備，依然無法建造完美的房子。反應在人體的運作上，如果酵素不工作，那麼各種營養素也沒有價值；唯有酵素辛勤運作，才能使營養成分被有效利用，並且帶動各項生命活動的順利進行——也正因為如此，我們才會說：**「酵素，就是讓人變瘦、變美、變健康的原動力！」**

酵素與營養素的關係

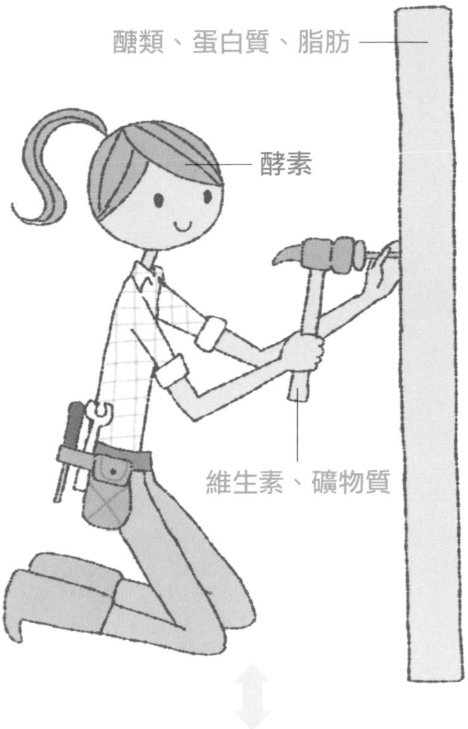

酵素是「工人」

木匠、瓦匠、電氣工、配管工、粉刷工、室內設計師、工程師、施工管理者等。

維生素、礦物質是「工具」

鋸子、鐵錘、鏟子、十字鎬、曲尺、測量機、電器表、抹刀等。

醣類、蛋白質、脂肪是「材料」

木材、混凝土、沙子、磚石、釘子地釘子、塗料瓷磚、壁紙等。

Must Know 2

人體製造的酵素總量有限，必須補充！

請注意，酵素無法利用人工合成的方式來製造，因為這個與我們健康息息相關的「超級幫手」，乃是由人體自行製造而來，而且，**「在我們的一生當中，體內所能製造出的酵素總量，其實有一定限制！」**——這個近年來才發現的新理論，不僅推翻了過去人們以為「只要不斷攝取蛋白質，酵素就可以不斷地被身體製造出來」的看法，也更加速營養學家們在「究竟應該如何才能有效補充體內酵素？」等方面議題的研究。所以，在補充酵素之前，就讓我們先來認識它的特性、種類及重要效用吧！

酵素的生成，會隨著年紀增長而減少

目前已知的酵素大約有三千多種，其中絕大部分皆由人體自行製造，即所謂的**「潛在酵素」**；但也有一些酵素可從食物當中獲取，就稱之為**「食物酵素」**。

「潛在酵素」依其在人體內進行的兩大作用，可再分為**「消化酵素」**和**「代謝酵素」**，主要負責促進物質「分解」及「合成」反應之進行，以利代謝運作。

雖然人體可自行製造「潛在酵素」，但隨著年齡增長、身體老化、環境污染、飲食習慣不佳、生活作息不正常、濫用藥物等多重內外因素的影響，皆會造成身體製造酵素的能力降低、酵素活性不足等狀況，因此必須藉由補充**「食物酵素」**來讓代謝正常。所以，我們可以說：**「消化酵素」、「代謝酵素」和「食物酵素」這三大酵素就是決定美麗與健康的關鍵密碼！**

人體製造的2大功能酵素

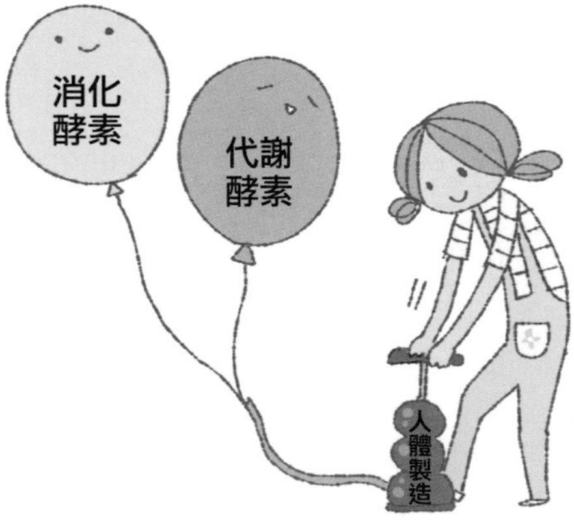

人體製造的酵素即「潛在酵素」，可分為「消化酵素」+「代謝酵素」；但一生中能製造之總量有限。

認識三大酵素

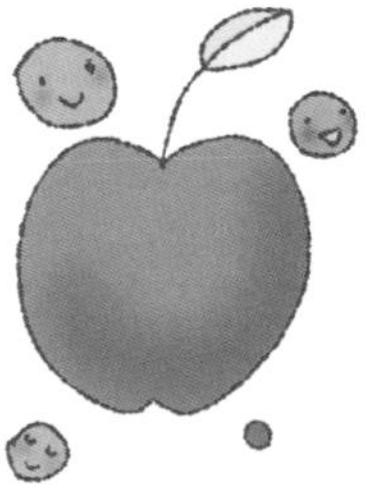

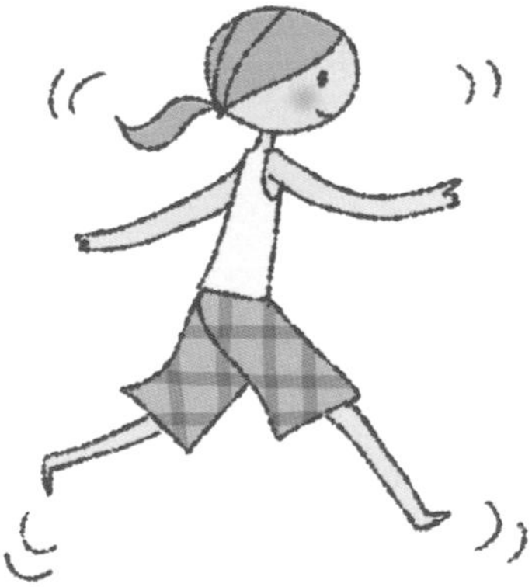

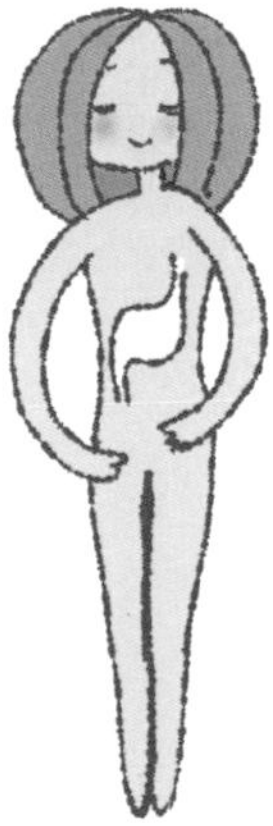

食物酵素

存在於肉類、魚類、蔬菜、水果等食物之中的酵素。將它們攝取至體內之後，可以促進消化。

代謝酵素

負責將糖轉化成能量、脂肪的燃燒、細胞的新陳代謝和老廢物質的排泄等，身體所有的活動都需要這種酵素。

消化酵素

吃過飯後就會被分泌出來，可分解營養素。包括分解澱粉的澱粉酶、分解蛋白質的蛋白酶（Protease）等。

關鍵3酵素，掌握你我的美麗與健康

1. 消化酵素：從字面上不難理解，這種酵素會在我們吃過飯後、由臟器所分泌，主要功能就是用來「分解」食物裡的營養素，並將它們轉化成身體比較容易吸收的形式。

2. 代謝酵素：這是負責讓腸道正常吸收養分、透過血液運行送達各器官、轉換熱能，並進行生命活動的重要物質。當身體要利用被「消化酵素」分解的營養素時，必須由「代謝酵素」來進行協助，而且，它也會帶動身體有能力將代謝過程中所產生的廢物及毒素排出體外，亦即進行解毒作用。可以說，無論做什麼事情，所有細胞都會使用到代謝酵素。

3. 食物酵素：即存在於蔬菜、水果、魚、肉等食物之中、能由人體外攝取到的酵素。透過這種酵素的運作，吃下去的東西可以更順暢地消化。此外，藉由飲食補充「食物酵素」，也可讓「消化酵素」的分泌能控制在最低限度，對「代謝酵素」也有好的影響，並可遏止這兩種潛在酵素的減少（參見第21頁「3大酵素彼此之間的關連性」）。

Must Know 3

想要取得大量酵素，「生食」、「冷食」是最佳來源！

要如何從日常生活中攝取到酵素呢？經過實驗證明，**酵素除了由身體自行製造，也可以從食物中獲取**；因為酵素存在於各種動植物體中，所以，只要經由「正確的飲食方式」，就可以獲得酵素。

攝氏48度以上，「食物酵素」就被破壞殆盡

但是，什麼叫做「正確的飲食方式」？簡單講，就是「生食」！因為酵素最大的特性之一，就是對高溫的不適應性，不論是清洗、殺菌、盛裝等過程，或是汆燙、快炒、油炸、烘焙、燒烤、燉煮……等烹調方式，只要溫度**超過攝氏48度以上**，就會使得食物中原有的酵素被破壞殆盡，換句話說，煮熟的食物會使所有的酵素流失，也因此，**想要從飲食中獲得酵素，就必須以「生食」的方式來達成目的**。

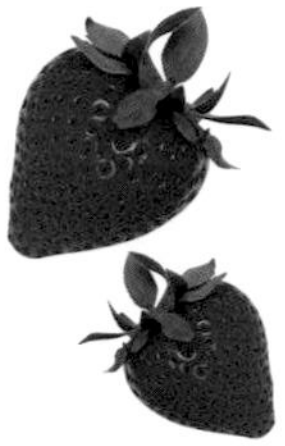

養成「生食」的習慣，就能增強身體供給酵素的能力

如果我們不吃生食或未能在飲食中補充酵素，就容易因為酵素供應失調，而造成身體不當的壓力。因為當酵素被過度使用，連帶會降低身體運作的限度，甚至導致癌症、肥胖、心臟血管疾病及其它疾病的發生。相反的，**只要能夠養成吃生食的習慣，就能減輕體內自製酵素的負擔，因為它們不僅直接提供酵素給身體利用，也能抑制身體分泌消化熟食所需的酵素，在無形中大大提高身體內在必要時供應酵素的能力**——從左頁的圖文當中，我們可以進一步了解「食物酵素」與「消化酵素」、「代謝酵素」之間的關係。

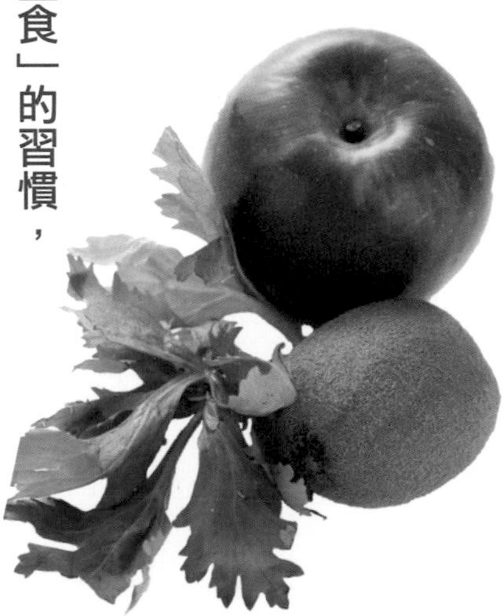

3大酵素彼此之間的關連性

身體製造「消化酵素」及「代謝酵素」，且兩者加起來的總量是一定的；藉由補充「食物酵素」，可促進消化之進行，進而達到抑制「消化酵素」、增加「代謝酵素」的目的，讓與人類生命活動直接相關的「代謝酵素」維持充沛的數量。

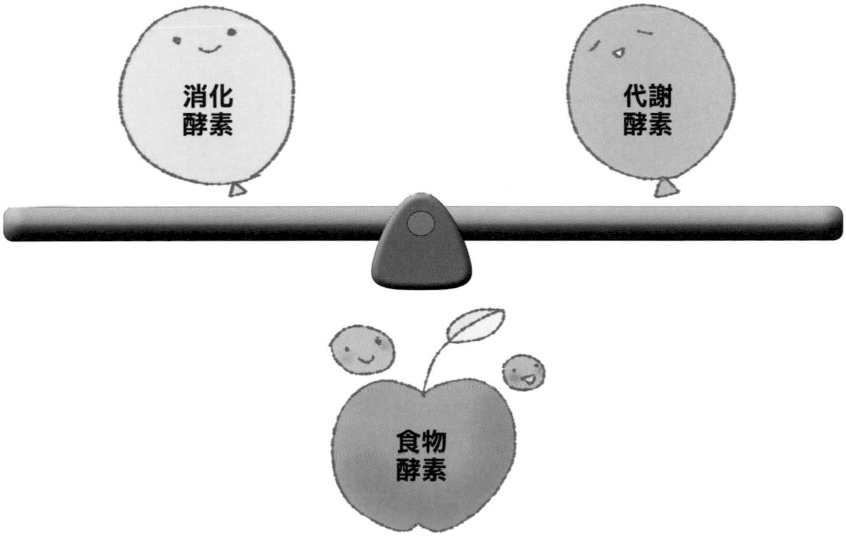

- 「消化酵素」是最先進行運作的一種身體酵素，只要食物一進到體內，就會爭先恐後地開始進行消化。所以，吃下的食物量愈多，用掉的酵素也愈多。
- 「代謝酵素」與「消化酵素」之間呈現「彼消我長」的關係，也就是說，當我們所吃下的食物愈多，消化酵素愈是在器官中為了消化而努力，代謝酵素的數量就會遭到抑制，因而不斷減少。
- 「食物酵素」經由生食將食物中所含的「食物酵素」補充到體內，可幫助進行消化工作，如此一來，體內的「消化酵素」只要分泌最低限度的數量即可，而「代謝酵素」的數量就會增加。

酵素常識總整理

「酵素」在生物中扮演著極為重要的角色，而它也關係著人體內所有運作的成敗，可以說，**我們的身體不能一天沒有酵素**，因為它是維持生命現象的必要物質。酵素呈無色透明，體積只有一公釐的一億分之一大，狀似水晶，多呈四角或五角型，肉眼無法辨識，必須藉由X光透視才能看得到。它們在人體中各司其職，而且不管是在血液中，還是在細胞、臟器內，無時無刻都在運作。

1. 酵素的來源

❶ 酵素主要由生物體所產生，其成分為一群胺基酸所組成的活性蛋白質，又稱為「酶」。

❷ 人體自行製造的酵素，即所謂「潛在酵素」，可分為「消化酵素」及「代謝酵素」；而兩者加起來的總量是一定的；同時，人一生中所能製造的酵素總量也有一定限制。

❸ 有些酵素可從食物當中獲取，稱之為「食物酵素」。例如：白蘿蔔中含有大量可分解澱粉的「澱粉酶」；奇異果、木瓜、鳳梨含有可分解蛋白質的「蛋白酶」；香蕉則含有可分解蔗糖的「蔗糖酵素」等。

❹ 若能補充「食物酵素」，則有助增強身體酵素的供應。

3大酵素的來源

來源❶人體製造＝潛在酵素（消化酵素＋代謝酵素）

來源❷食物提供＝食物酵素

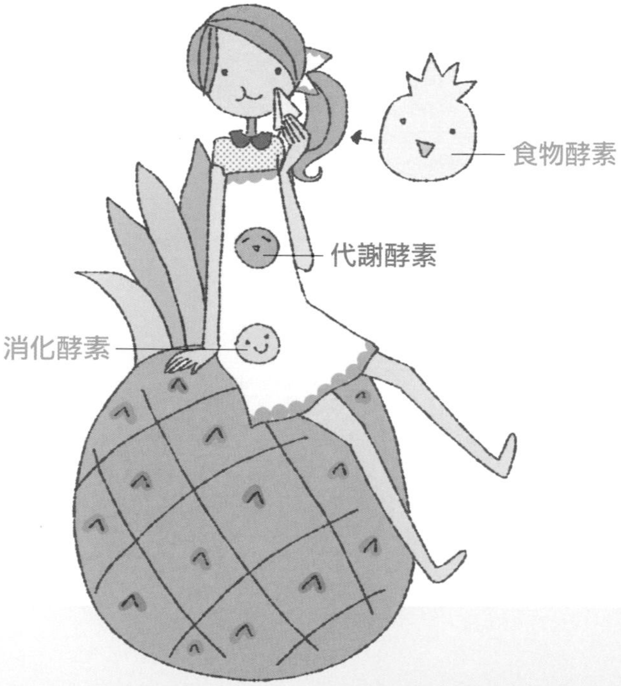

2. 酵素的作用

❶ 酵素的存在，就是為了加速新陳代謝的反應；而酵素幫助代謝作用的能力，即稱之「活性」。

❷ 代謝作用包括物質的「分解」反應及「合成」反應。酵素幫助分解反應時，會將養分加以分解，產生能量。酵素幫助合成反應時，則會將不同物質合成為新物質，以供生長發育。

3. 酵素的特性

❶ 一種酵素只能幫助一種代謝反應，因為每種酵素分子都有其特殊結構，只能對特定的「受質」進行催化作用，無法被其它酵素所取代，很像是「鎖與鑰」之間的關係，也就是說，酵素具有「專一性」。

❷ 酵素活性深受溫度及酸鹼度的影響，每種酵素都只能在一定範圍的溫度與酸鹼度環境中才具活性。

❸ 大致說來，**超過攝氏48度，酵素就會被破壞殆盡；同時，在中性、微酸或微鹼的環境下時，活性最佳；**在太酸或太鹼的環境下，就會失去活性。

酵素的作用

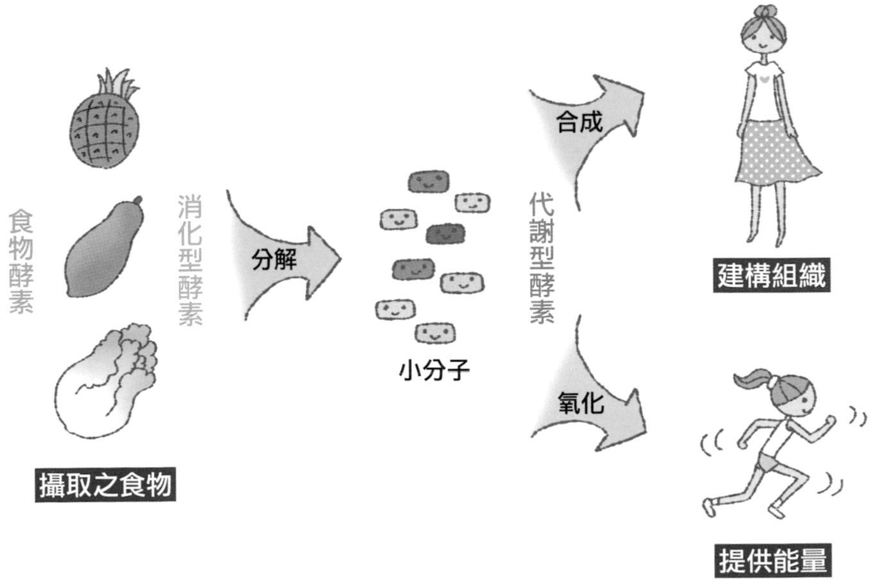

Must Know 4

酵素具有5大功能，全面影響健康！

功能1 分解食物產生能量，合成養分以供生長

我們每天所攝取的營養素，是生命活力的來源，但如果沒有酵素，營養素就無法被消化吸收，因為酵素幫助「分解」反應時，會將養分加以分解、產生能量；酵素在幫助「合成」反應時，則會將不同物質加以合成為新物質，以供生長發育。也就是說，**如果身體缺少酵素，就算我們吃再多的食物，也無法取得營養。**

功能2 促進毒素排出體外，淨化血液活化肌膚

「多吃水果，對皮膚好！」這是許多人都知道的「常識」，究其原因，除了因為水果當中富含許多維生素及礦物質，能增加皮膚彈性、促進美白淡疤、活化細胞機能……，更重要的是，**我們吃水果的習慣都是「生吃」，因此，蘊含其中的「食物酵素」得以在不被高溫破壞的情況下進入體內，並充分發揮功效，幫助「消化酵素」及「代謝酵素」達到最佳平衡狀態，讓身體的新陳代謝維持在巔峰**，如此一來，自然能將有毒、老化物質都排出體外，進而促進血液淨化、細胞賦活，不但身體負擔變輕，皮膚當然也會變得細緻光滑。在臨床醫學上，更有皮膚科患者因為適度調整飲食、配合「酵素營養學」的原理，而讓原本嚴重的異位性皮膚炎得到徹底改善。

功能3 驅動身體良性運作，改善痠痛消除倦怠

當「消化酵素」、「代謝酵素」及「食物酵素」的運作搭配得宜，原本的體質也會因為新陳代謝的變好而產生巨大變化，不僅容易瘦，而且不易感到疲倦，身體能量彷彿得到源源不斷的補充，甚至帶動「想動」的潛在力量，讓人不由自主開始想要運動，進而形成「善的循環」：健康的體質加上適度的運動，結果就更促進全身充滿活力，亦即對身體造成良性運作，如此一來，自律神經系統也能發揮最大功效，促使惱人的神經緊張、腰痠背痛、頭疼手抖……等身心症狀都能獲得緩解改善，甚至不藥而癒。

從「易胖體質」到「易瘦體質」，代謝酵素是關鍵！

為什麼容易胖？就是因為「代謝不良」。以圖中左邊的「易胖體質」為例，就是因為平日飲食以熟食居多，所以，「消化酵素」會被大量製造出來用以進行消化，而「代謝酵素」的量也會因此變少。

如果能藉由生食補充「食物酵素」，那麼，不但酵素總量可以增加，而且因為「食物酵素」能幫忙消化，所以「消化酵素」只要分泌一點點即可，而所節省下來的部分就可以多製造一些「代謝酵素」，不但可以促進能量燃燒順暢，久而久之，也因為身體的新陳代謝功能佳，因而造就出讓身材變苗條的「易瘦體質」──這就是「生食」可以減肥的原因，因為關鍵就在「酵素」！

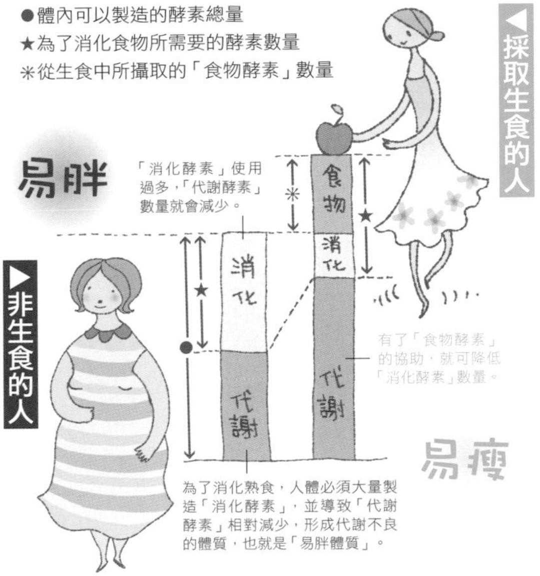
●體內可以製造的酵素總量
★為了消化食物所需要的酵素數量
※從生食中所攝取的「食物酵素」數量
▶採取生食的人
易胖
「消化酵素」使用過多，「代謝酵素」數量就會減少。
食物
消化
代謝
消化
代謝
▶非生食的人
有了「食物酵素」的協助，就可降低「消化酵素」數量。
易瘦
為了消化熟食，人體必須大量製造「消化酵素」，並導致「代謝酵素」相對減少，形成代謝不良的體質，也就是「易胖體質」。

功能4 解決飲食過盛問題，加快消化代謝反應

當身體中存有足夠的酵素量時，對於飲食過盛的狀況，也能適當的對應處理。因為酵素中的**「消化酵素」不僅能加快腸胃消化液與食物之間的消化反應，還能促進消化液的分泌**，讓消化液的份量足以進行食物消化的動作。這樣一來，食物被消化的速度和份量都得到提升，大大緩解了消化工作的壓力，也就不會導致消化系統需要「加班」了。同樣，對於代謝系統來說，酵素中的**「代謝酵素」能加快身體的代謝反應，所以，體內多餘的營養及其它廢物、毒物，也就能順利被排出體外**。

功能5 加速熱量順暢燃燒，有助形成易瘦體質

身體所製造的**「代謝酵素」具有帶動能量燃燒的作用**，但因為它與「消化酵素」之間具有「敵消我長」的關係（參見第21頁「3大酵素彼此之間的關連性」），所以，如果能藉由補充「食物酵素」幫忙消化食物，讓消化酵素的分泌量變少，那麼，身體就會製造出更多可以幫助燃燒能量的代謝酵素、促成「易瘦體質」的形成，如此一來，身材自然也容易變得苗條。

PART 2
【觀念篇】

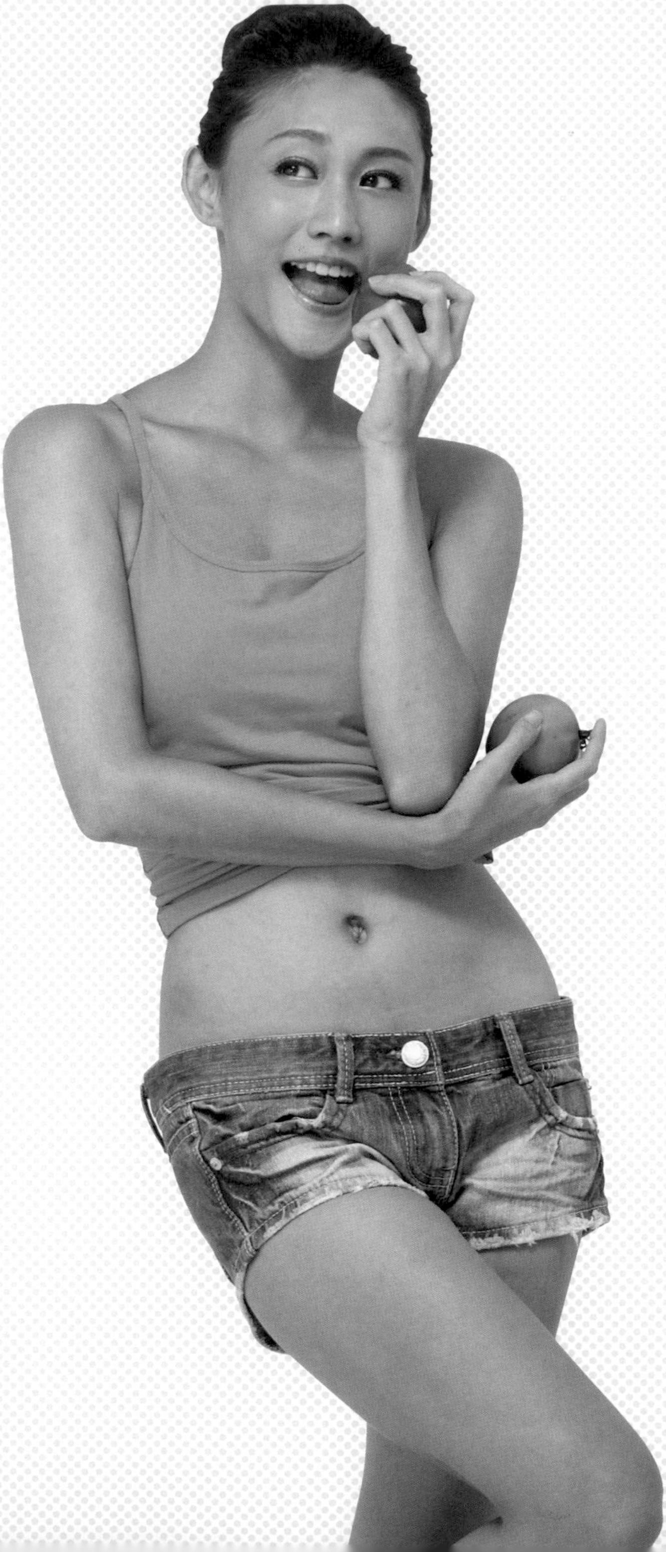

利用「天然酵素飲食」，你可以瘦得又快又健康！

——4大觀念，讓你自然減重無負擔！

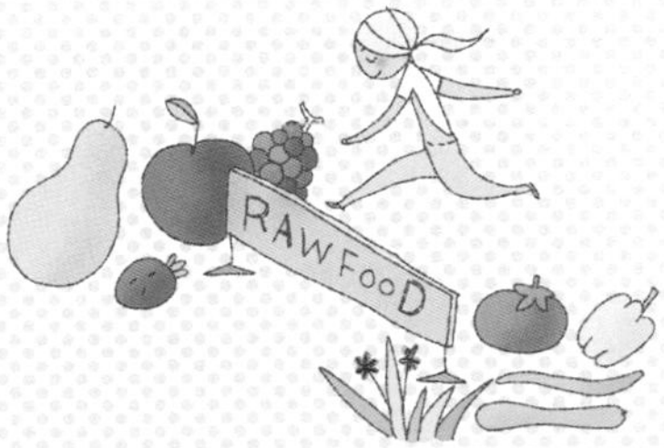

Concept 1

天然酵素，就是從自然食物中取得的酵素！

2大正確主張，攝取酵素有保障！

既然我們已經知道身體需要酵素來消化食物，也需要酵素來協助體內各項代謝活動，那麼，我們應該要從何處取得酵素呢？其實，酵素「無所不在」，因為我們所吃進的任何食物，都含有酵素的成分。所以，想要有效取得酵素所帶來的好處，一點也不難，當我們天天在吃東西、享受美食的同時，就已經同步吃進各類身體所需的重要酵素。

主張1 天然食物，就是酵素最佳來源！

基本上，營養學家將我們平常所吃的食物區分為六大類，包括供應醣類的「五穀根莖類」、富含蛋白質的「魚肉豆蛋類」和「乳製品類」、提供維生素和纖維素的「蔬菜類」和「水果類」，以及含有大量維生素E的「油脂及堅果種子類」。

「五穀類」中的大米、玉米、小麥以及「根莖類」的馬鈴薯、山藥、地瓜等食物，都含有很充分的酵素。以地瓜而言，就含有幫助腸胃蠕動的「澱粉酶」以及「膳食纖維」，有助食物的消化及排便；而山藥的功能更廣，除含有幫助消化的「澱粉酶」以外，還含有「黏液質多醣」，可保護胃的黏膜，是許多醫師建議多食用的健康食材。

「蔬果類」則是現代人攝取酵素的主要來源，尤其植物的嫩芽，更是營養學家們公認的酵素寶庫。例如，苜蓿葉、花椰菜、紅高麗菜、芥菜、水芹、蕎麥的新芽等，都被當成芽菜來使用。其中，花椰菜嫩芽所含的「異氰酸鹽」與「蘿蔔硫素」，是成菜的10倍到100倍，抗癌效果比花椰菜更好！另外，富含酵素的蔬菜還包括：胡蘿蔔、黃瓜、番茄、高麗菜、萵苣、白菜、茄子、菜花、辣椒、洋蔥、芹菜等。這些蔬菜，我們可用來涼拌、做成沙拉，也可打成新鮮蔬菜汁，天天換著吃，就能攝取到大量酵素。至於「水果類」中的木瓜、鳳梨，含有豐富的「蛋白酶」，就是最天然的酵素聖品；而台灣最便宜、常見的香蕉，除了含有「澱粉酶」，還富含大量可以提高水分的「鉀」，營養價值極高。

至於**「魚肉豆蛋類」和「乳製品類」，除了是人體內「胺基酸」的來源外，食物本身也含有許多酵素，**像優酪乳裡的「益生菌」，有助奶類發酵，可說是體內環保不可多得的小幫手。而日本人愛吃的生魚片及納豆，也是他們相當引以為傲的酵素產品。因為納豆含有蛋白酶、澱粉酶、脂解酵素、纖維素酵素等各種不同的酵素，此外，納豆菌還有助去血栓、整腸健胃，養生功效卓著，而這也正是日本人之所以常以納豆為早餐配菜的主要原因。

油脂類呢？——依然與酵素脫離不了關係。當油脂被我們攝取之後，經過一系列的消化吸收，會以磷脂及脂肪的型態存在於人體當中。而「磷脂」可以保護細胞、避免細胞乾澀；「脂肪」中的甘油成分則具潤滑的效果、可協助腸胃蠕動及減低臟器碰撞摩擦。所以，**雖然油脂類不含酵素成分，但卻能夠輔助酵素吸收，**在提升酵素功能上，具有莫大的助益。

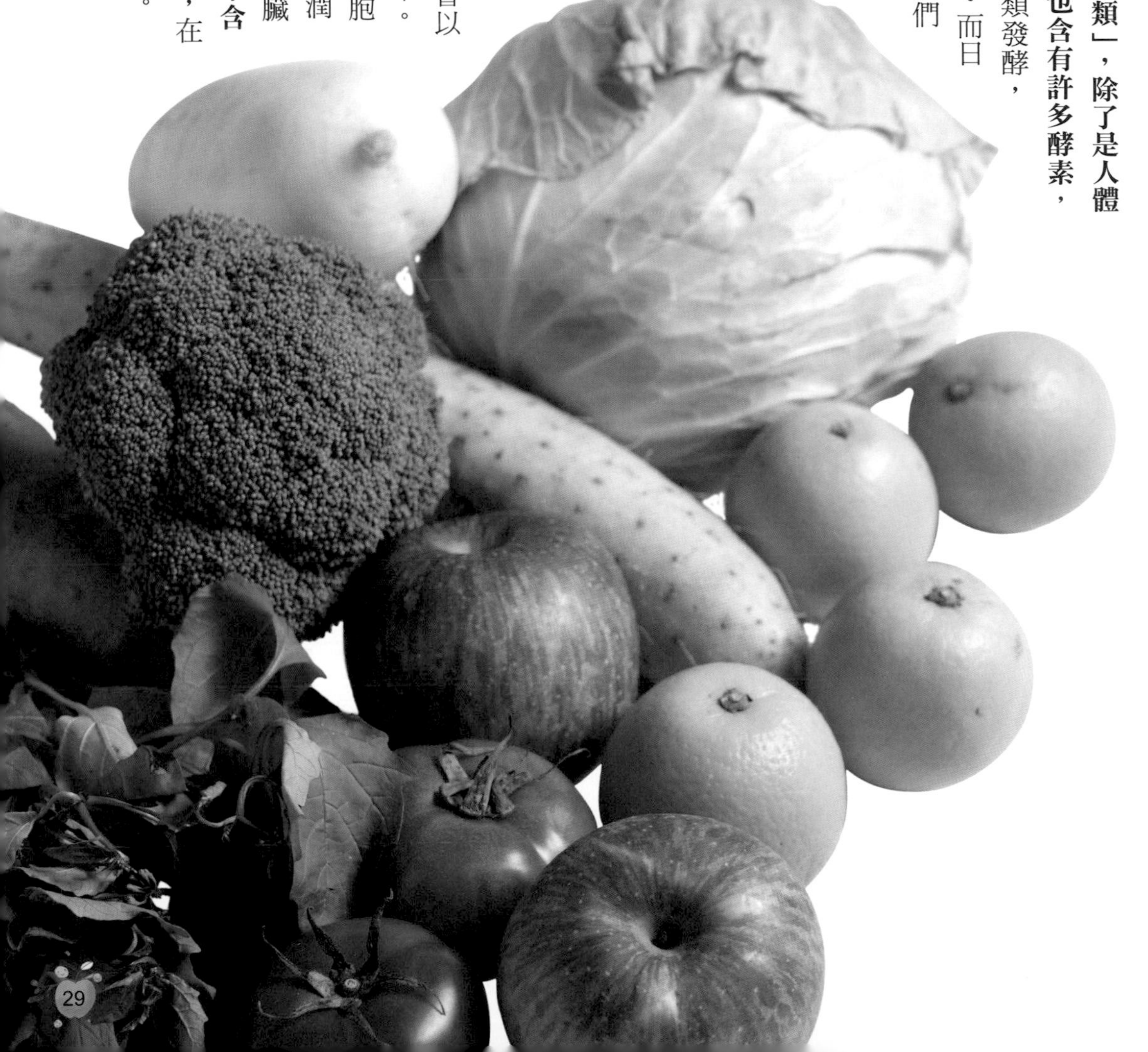

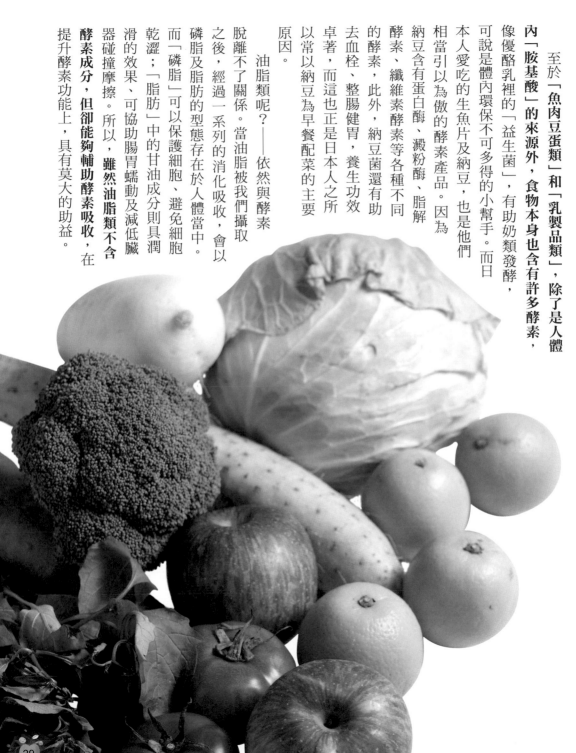

主張2 補充酵素，務必慎選市售產品！

就大多數人而言，天然食物即可帶來足夠的酵素。然而，對於某些體質比較弱的人來說，由於經常出現疲勞虛弱等各種代謝機能症，所以，有可能會在醫師的建議下額外服用酵素產品，以彌補體內酵素的不足。另外，也有許多女性朋友、缺少運動的上班族，為了排除宿便、解除便秘，因而選擇濃度較高的市售酵素，期以促進腸胃蠕動，清除腸胃毒素。

然而，目前市售酵素五花八門，究竟這些酵素產品是否真的有「酵」？會不會對身體產生什麼不良影響？選購的時候，還是不能掉以輕心。因為以科學的觀點來說，酵素是蛋白質，且具有反應構型，唯有與特定「受質」產生最適結合的情況下，才能發揮最大效益，再加上酵素具有不耐高溫等特性，因此，**酵素要有用，必須得提出它的結合對象、反應指數，以及最佳吸收管道，才是具備可信力的產品**。

也因此，在選購市售酵素時，務必慎選廠商背景及研發實力，而非一味相信花俏絢麗的廣告用語；此外，若能同時擁有國家級認證、或是公正第三方機構安全性證明，那麼，相對而言，這樣的商品也較有保障，不致造成花了大錢還賠上健康的後果。

在這裡，謹表列幾項購買酵素產品時必須注意的隱含風險，以茲評估參考：

市售酵素可能隱藏的5大風險

1	酵素原料堪慮	市售酵素通常是以植物或水果發酵而成，但酵素原料的來源是否衛生清潔、有無殘留農藥等，消費者不得而知。
2	不確定添加物	有些酵素產品可能摻入一些中草藥成分，並不適合小孩或孕婦。另外，酵素既然是蛋白質，自然容易變質，而為了延長有效期限，這類酵素產品多少都會加入防腐劑。
3	廣告誇大不實	廠商常會砸大錢邀請名人代言，或在購物頻道大肆宣傳，然而，這些廣告往往流於誇大、溢美之詞，實際上，買回產品使用之後，就會發現酵素成分與效果都不如預期。
4	人體無法吸收	酵素必須與特定作用物質接觸、保留活性直至反應發生，才能產生效果。但人體內的胃酸卻能輕易破壞酵素的肽鏈結構，所以，吃進去的酵素產品究竟能不能被有效吸收消化，其實往往是一個問號。
5	不良反應副作用	不同體質，對於酵素反應也不相同。有人因為食用酵素產品，造成腸胃過度蠕動、腹瀉等現象。另外，納豆酵素因具抗凝血作用，所以，本身消化系統不佳或剛動完手術的病患及女性月經來時，都應避免食用，免得大出血。

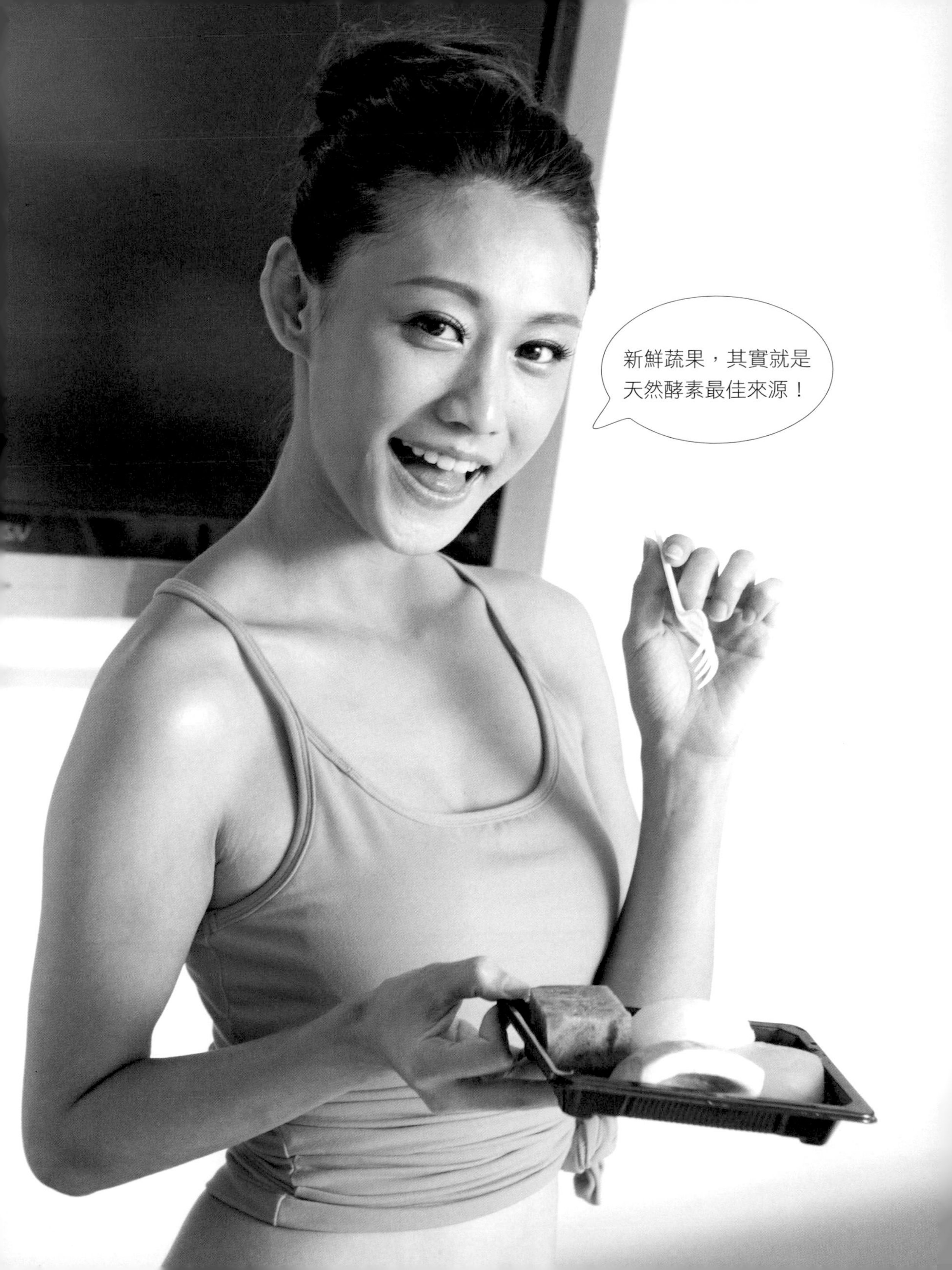
新鮮蔬果，其實就是
天然酵素最佳來源！

Concept 2

想要速瘦，就要在對的時間吃對的東西！

3大飲食原則，讓你非瘦不可！

吃的東西不對，吃的時間不對，都會造成身體的負擔。**透過正確的食物選擇及攝取時間，就能有助代謝加速，進而藉由清除體內的毒素做好「體內環保」**，不僅能遠離疾病，身體也自然會更加窈窕。

「體內環保」基本上分為腸胃、血液、細胞三方面，無論是哪一種層面的身體清掃工作，都需要透過「飲食」來做改變和調整，像是「優酪乳」有助於腸胃蠕動和協助腸道做大清除、「卵磷脂」可以清血油保健康等。但如何能讓體內環保的效率高？並且能讓吃進去的營養素真正達到完整的吸收？或是讓身體真的能達到好的代謝成效？這就一定要了解我們的「三・八體循環」。

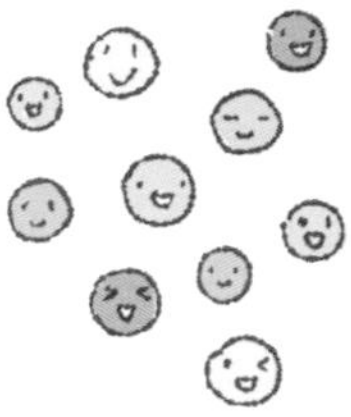

原則1 掌握「三・八體循環」，體重控制更簡單

所謂「三・八體循環」，**就是人體在一天二十四小時中，會分為三個八小時，分別進行「攝取」、「同化」、「排泄」的工作**，而這三個八小時，就決定了我們的身體變化。如果能清楚掌握身體的時間表，並將飲食併入這個自然流程，讓身體在對的時間做對的事情，自然就能事半功倍。

一・八：排泄

運作時間 早上4點至中午12點

身體狀態 **此時身體會將老廢物質以及從飲食中取用後的廢物排出體外**。換言之，一般人早上起床到中午的時間，身體的工作重點是在「清除」而不是「吸收」，如果排泄能做得好，那麼，身體自然就不會有負擔，對於有瘦身計畫的人來說，更能為自己的一天奠定良好基礎。

飲食建議 早餐真的很重要，但有別於過去認為的早餐要吃得很豐盛，甚至有所謂的「早餐要吃得

掌握「三・八」體循環時間表，讓你輕鬆吃對時！

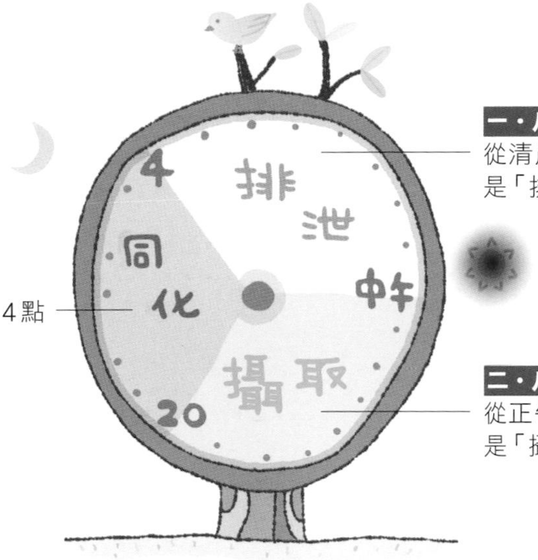

一・八
從清晨4點到正午12點
是「排泄」時間。

二・八
從正午12點到晚上8點
是「攝取」時間。

三・八
從晚上8點到清晨4點
是「同化」時間。

像國王」的看法可就要調整了。由於早上是排泄階段，而酵素對於將老廢物質排出體外有著極大的貢獻，因此，早餐最好能以水果為主，尤其是含豐富酵素的水果。

二・八：攝取

運作時間 中午12點至晚上8點

身體狀態 由於身體在這段期間多處於工作或運動的狀況，會消耗的能量通常也是一天之最，因此，**身體也必須藉由「飲食攝取」來增加營養素**。

飲食建議 最好攝取足夠的醣類和蛋白質，以應付足夠的活動需求。

三・八：同化

運作時間 晚上8點至隔天早上4點

身體狀態 **這段期間身體會將營養素轉換成材料；但若沒有用完，也會累積在身體內**。

飲食建議 由於這段期間身體多半是處於睡眠或是低活動狀態，因此，盡量不要有過多的飲食，以免造成身體的負擔和累積，而這也正是在這段期間進食之所以容易造成肥胖的原因。

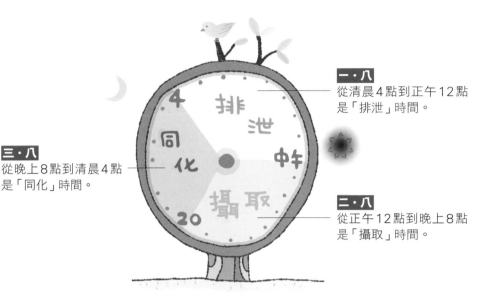

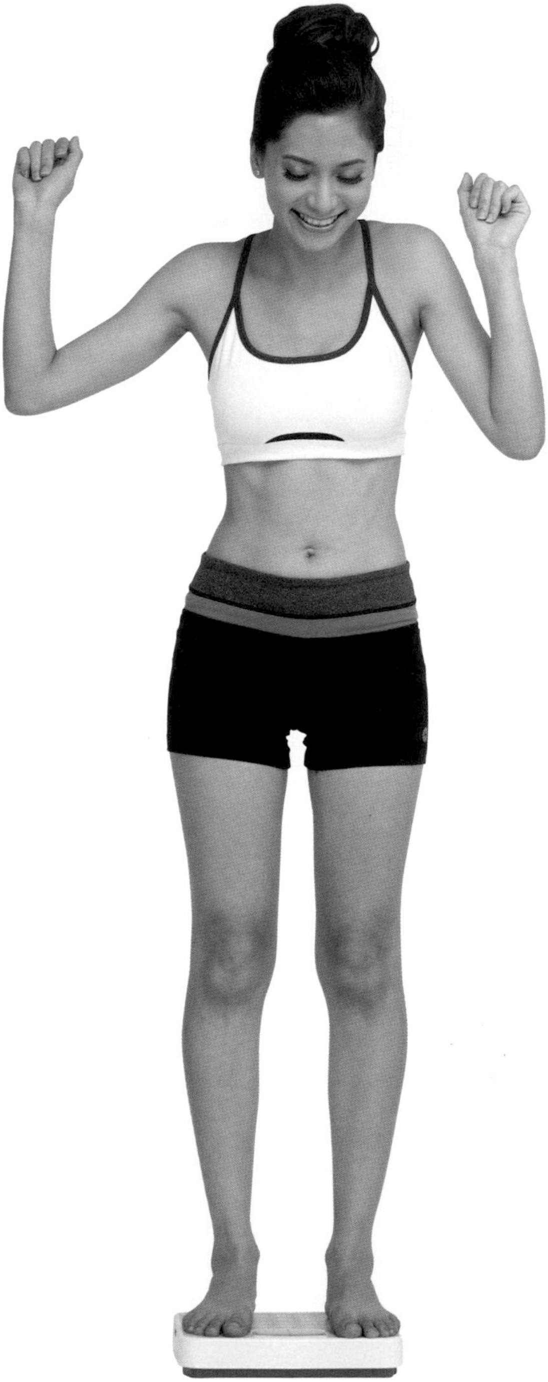

原則2 每天三餐這樣吃，減重才更有效率

在了解了身體一天當中分為「三個八小時」以進行不同功能的運作之後，更要了解這個「三・八體循環」基本上是建立在一個「日出而作、日落而息」的規則前提之上；也就是說，**如果因為工作的特殊性，**（例如常加班者、需要職夜班的醫護人員、保全人員、便利商店店員、餐旅服務人員等），**而導致你的作息時間跟一般人不一樣，那麼，你的飲食選擇也得依照作息變化來做調整**。舉例來說，若你的睡眠時間為早上4點到中午12點，那麼，起床後的第一餐雖然是在一般人的午餐時間，但你的身體此刻反而是處於排泄階段，也因此，中午12點的這一餐對你而言就是「早餐」，應該吃適合「早餐」時段攝取的食物。至於之後的兩餐，也應往後類推，如此一來，這樣的飲食才能符合因人而異的生理時鐘需求。

早餐，就是要吃水果，促進排泄通暢

大家都知道「早餐很重要」，但請注意，「重要」並不是就要「吃很多、吃很飽」。事實上，身體在這段時間正處於排泄階段，主要工作是將前一天吃進肚的食物中的多餘物質，以及維繫生命所不需要的老廢物質排出體外，所以，如果在這段時間攝取大量醣類（澱粉）和蛋白質，不但無法排除前一晚所殘留的熱量，還會讓身體增加過多需要消化食物的負擔，更會造成排泄工作大打折扣。

吃水果，徹底淨化腸道

也因此，**到底該怎麼選擇早餐的食物？不妨就從「可幫助排便順暢」的角度出發**。試想一下，你絕對不會在便秘或排便不順的時候，還吃上一大堆油炸食物或澱粉、肉類吧？而「水果」無疑就是最佳選擇——「吃水果當早餐」，不但能省去烹調料理的麻煩，還能讓身體立即含有大量酵素、提高排泄機能。

此外，水果中有豐富的維他命、礦物質，以及大量可清除腸道、促進食物膽固醇代謝的「果膠」（Pectin）等食物纖維，**由於食物纖維具有「附著物質」的特性，因此，當食物纖維進入腸胃開始活動後，便能有效吸收裡面有礙健康的物質**，而且，纖維不會觸碰到大腸壁，所以，藉由排泄的過程，就能達到絕佳的體內清掃效果，這也正是為什麼醫學上證明食物纖維有助預防大腸癌，並能降低膽固醇、預防心臟病和膽結石的原因。同時，水果中還含有豐富的微量元素「鉀」，能夠將多餘鹽分排出體外，所以，想要淨化腸道，沒有比水果更棒的食物了！

吃水果，讓你神清氣爽

「早上只吃水果，會不會讓人缺乏體力？」——千萬別被這樣的刻板印象影響！其實，**身體要消化穀類和肉類所需要的熱量和消化酵素，遠比水果高出很多**，也因此，當你飽餐一頓之後，多半會呈現身體沉重、腦袋混沌的情況，那是因為所有的血糖都集中到

酵素＋纖維是暢便祕器

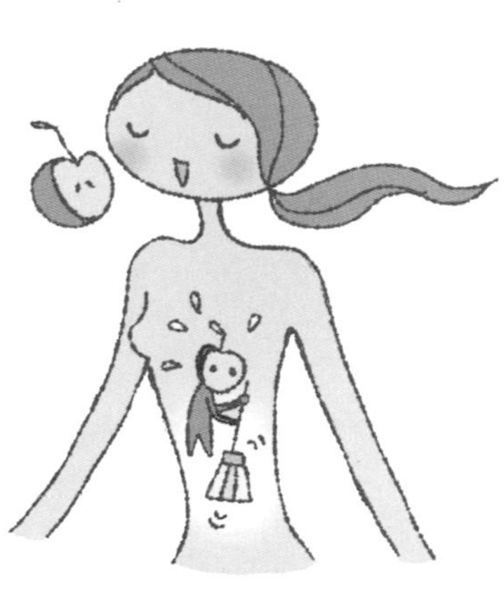

在「排泄」時間，多吃含有豐富酵素和食物纖維的水果，具有非常好的排廢效果。在增加糞便體積的同時，腸道也會受到刺激，肌肉進行運動後，糞便就很容易排出。

腸胃去了。而且，消化醣類和蛋白質所需要的時間又很長，身體在這個時候根本無法有多餘的代謝酵素可供使用，所以，如果你的工作是屬於動腦型，或者你是學生，一大早就要開始使用腦力吸收新知，那麼，很容易就會發現自己的集中力不足，或是會有一種莫名的疲倦感。面對這樣的狀況，很多人會喝咖啡來提神，然而，**咖啡因帶來暫時性的興奮作用看似有幫助，但事實上你又增加了腸胃消化的負擔**，所以，當咖啡因的功能結束後，很快又會回到惡性循環中。

相反的，若早餐只吃水果，首先，你會發現不用太多力氣就能解決排便的問題——根據研究顯示，許多**女性之所以會有便秘的問題，是因為肌肉量比較少，將老廢物質排出體外的力量比男性來得差，因此，若能在早餐補充足夠的酵素和食物纖維，絕對有助排泄順暢**。而一旦腸道被清乾淨後，其中的益菌也會增加，不但有益健康，還能降低肚子飢餓的急躁感或疲倦感，因此，心情也會跟著有所改善。

其次，**由於消耗水果所需要的能量比較低，身體所能提供多餘的熱量或是代謝酵素也就相對提高**，這些能量也自然能轉給身體使用，這也證明了為何「吃得清淡反而體力較佳」的原因。只要願意嘗試一星期都以水果為早餐，很快就會感受到水果早餐對於身體的功效和好處，甚至可以體會到自己的體力反而更好！

吃水果，有助提高耐餓程度

對於剛開始改變飲食的人來說，早餐不妨可以選擇較具飽足感的水果，例如蘋果、芭樂、香蕉、木瓜等，都是很不錯的選擇，等到適應水果早餐後，再做內容上的調整和變化。

也許有人會懷疑，若食用過多的水果，是否會造成血糖急速上升？尤其對於患有高血糖疾病的人來說，難免會擔憂。事實上，水果的醣類中，除了葡萄糖之外，還有果糖，而**果糖並不會刺激胰島素，所以，血糖值也不會因為吃了水果就急速上升**。此外，水果中的食物纖維含有水分、會膨脹，所以還能延遲食物從胃到小腸的時間，反而具有抑止血糖值上升的作用；同時，也因為能讓葡萄糖的吸收變得比較穩定，所以也比較耐餓。

食物纖維含量Top10水果

水果種類	食物纖維含量（克／每百克）
番石榴	5.4
榴槤	3.8
西洋梨／奇異果	3
楊桃／檸檬／青蘋果	2.8
香蕉／香梨	2.6
蜜梨	2.5
蘋果／柳橙	2.4
罐頭桃	2.2
木瓜／芒果	1.8
火龍果	1.7

午餐，必須吃飯麵類，補充身體能量

從正午12點到晚上8點的「攝取時間」，顧名思義，就是身體用來攝取營養素的時間。尤其這段時間，多半也是一天中活動量最大的階段，所以，應考量所攝取的食物是否能提供足夠的熱量？至於最好的選擇，無疑就是能馬上轉換能量的**碳水化合物（米飯、麵食）**，特別是我們**腦部和神經系統的能量來源**，也僅以醣類轉化為主，也因此，若午餐沒有攝取足夠的澱粉或是好品質的澱粉，那麼，到了下午需要動腦工作時，恐怕就無法火力全開了！此外，**醣類攝取充足與否，也會影響這8小時的血糖穩定度，不但直接反應在體力狀況，也會間接影響情緒**，這也正是為什麼在飢餓狀態下比較易怒、情緒比較脆弱的主要原因。

午餐時段，肉類應適可而止

午餐的內容除了要有豐富的碳水化合物（醣類），也應同時攝取其它營養素（蛋白質、維他命、礦物質），不過，由於**蛋白質「無法囤積在體內」**，也就是說，身體並不會保存蛋白質，因此，**除非是勞動工作者，或有計畫在下午時段進行體能活動、重量訓練，否則，並不需要補充太多蛋白質**。因為吃得再多，若無法分解成胺基酸讓身體吸收，幾個小時後就會變成尿液排出體外。而且，可別以為吃肉不會變胖——儘管蛋白質會流失，但攝取過多，仍會造成消化系統的負擔、大量消耗掉消化酵素；而既然消化酵素被用盡、甚至不夠用，又怎麼會有多餘的酵素能用在代謝作用上？此外，一般餐食中的蛋白質，例如炸排骨、烤雞腿、滷牛肉等等，烹調時都會加入食用油，所以，在進食的同時，除了蛋白質之外，脂肪也會被一併攝取，結果，多餘的蛋白質是會流失，但脂肪可就會被留在身體裡啦！

慎選配菜，增加酵素吸收攝取

其實，午餐最好能搭配生菜沙拉、涼拌菜、醋拌涼菜等副菜，或是豆腐、味噌湯，以求補充適量的酵素及維生素。而選擇主食時，也可多吃五穀雜糧飯代替白米飯，或以全麥麵包取代白麵包及內餡豐富的蛋糕甜品。至於醬料，也應慎選，例如吃義大利麵時，可選擇天然番茄醬汁取代奶油口味的白醬，以避免吸收過多的油脂及蛋白質。

如此一來，只要能隨時注意提高蔬果攝取的機會，時時提醒自己在飲食上補充酵素，那麼，不僅能帶給身體較佳的循環，同時，也因為**蔬果中的食物纖維有助醣類的轉化和吸收，並促使過程較為穩定且延緩，所以，也較能讓下午時段不易出現飢餓感，並避免養成「吃下午茶點心」的不良習慣。**

晚餐，要吃對蛋白質，帶動細胞修復

晚上8點以後是「同化時間」，身體會利用所吸收到的營養進行細胞修復，所以，這個時段最好不要大量進食，也因此，晚餐應在8點以前完成——雖然午餐和晚餐的進食時間都落在正午12點到8點之間，但因為身體循環的狀態不同，飲食的目的有所差別，在食物的選擇上，自然也有所差異。

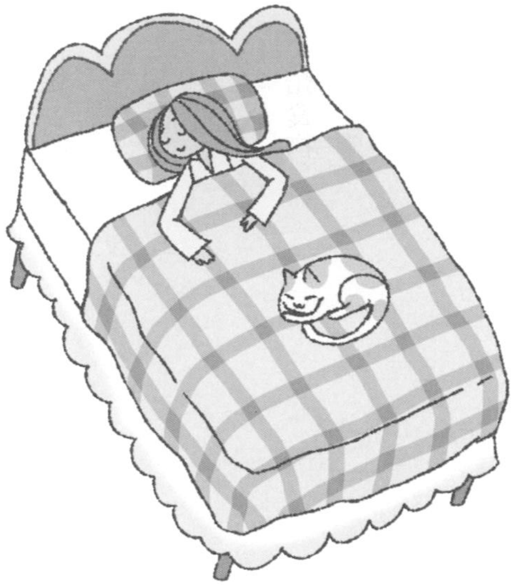

為了在睡眠時促進成長荷爾蒙大量分泌，晚餐時必須攝取蛋白質；而生魚片、半熟薄肉片都是很好的選擇。

魚肉海鮮料理，晚餐足量攝取最好

在夜晚入睡之後，體內會大量分泌「成長荷爾蒙」，這是為了修復或合成疲勞的肌肉，以及製造堅固的骨骼所不可或缺的重要物質。若睡眠不足或睡眠品質不佳，就會導致成長荷爾蒙分泌不全，反應在生長期的孩童身上，就會影響到體格的發育狀況；而對成年人來說，即使不需要再繼續長高，也非常需要成長荷爾蒙來幫助身體休養生息，以便解除前一天的疲勞，並涵養隔天所需要的體力。

這種成長荷爾蒙的分泌，和蛋白質有著相當密切的關係。不過，因為蛋白質無法累積在體內，所以，**無論白天攝取多少蛋白質，到了晚上幾乎都會被排泄殆盡，也因此，想要有助於成長荷爾蒙分泌，就必須在晚餐進行補充**。也就是說，在這個時候攝取肉類及魚類，絕對最具效益，再加上如果能接受生食，那麼，效果將更為突顯。但是，如果不敢生吃肉類、魚類，也可以在料理方式上進行些微調整，例如：烤過的五分熟牛排、半生熟的燻鮭魚等，有許多美味的吃法，都可以保留食物當中的酵素，又避免衛生疑慮。

晚上8點之後進食，容易囤積脂肪

現代人由於工作量大、必須加班，或因社交應酬多、飲食作息不定，所以儘管知道應在晚上8點之前吃完晚餐，但事實上經常做不到；甚至，還有人會因為夜歸、晚睡，所以養成吃宵夜的習慣，實在對身體不好，倘若常常如此，那麼，可就得小心「代謝症候群」找上你了。

尤其，一方面晚吃，一方面又不忌口的以麵飯之類的醣類食物為夜間主食，那麼，結果不但不能提供促進成長荷爾蒙分泌較佳的能量來源，更嚴重的是，所攝取的能量也無法在睡覺之前消耗完畢，如此一來，這些營養和熱量，就會直接轉化為脂肪而儲存於身體當中——注意！能量一旦轉換成脂肪，也就意謂著「麻煩大了」！因為**脂肪細胞在體內，就像難以解約的定期儲蓄存款，要存進去很容易，但要提出可就費時費力，而且，衍生出的贅肉「利率」，相對於活期存款也較高**。

本來，身體當中的能量之所以轉成脂肪，是一種求生的本能機制，因為只要體內具有足夠的脂肪組織，不僅能讓身體較具安全感，也比較可以抵抗外在環境的寒冷。但若不是為了求生存，**過多的脂肪攝取，只會造成身體的負擔，甚至容易引發其它慢性疾病或心血管疾病的發生，對健康形成極大的威脅！**

三餐不該縮減，少吃一頓照胖

若「少量多餐」或「一天只吃兩餐」，是否比較不易造成脂肪累積、容易變瘦一點？——答案是：「錯」！

根據研究顯示，一天吃兩餐的人，反倒比一天吃三餐的人容易發胖——整體而言，若單就熱量計算，兩餐所攝食的卡路里數，的確比吃三餐來得少。但是，**在少吃一餐的情況下，身體會發出「食物不足」的警訊，並在下一餐進食時，自動吸收較多的能量、儲存成脂肪**，甚至將身體的「代謝」切換為「節能」狀態，彷彿讓身體呈現半休眠，結果，代謝的速度變慢，自然也容易導致肥胖、產生疾病。

此外，「少量多餐」也無法減少體脂肪，因為每餐吃得量少，自然也難以吃得均衡，但**很多營養素在吸收和代謝的過程中，彼此之間是具有協同作用的，若營養素不足，就會影響代謝速度**。所以，就算一天下來所攝取的總熱量低，但在一點一滴攝取醣類的同時，脂肪卻停止燃燒，結果也是無益於減肥。

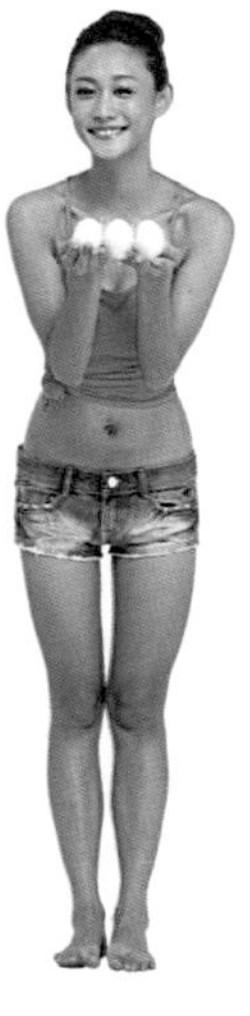

原則3 醣類、蛋白質分開吃，消化順暢更加倍

除了三餐的時間和該餐食物的選擇應有所不同外，想要讓天然食物酵素發揮更大的作用，或讓減重效果更佳，還有一個飲食上的祕訣，那就是：「醣類和蛋白質必須分開進食」。

澱粉vs.蛋白質，消化場所大不同

為什麼醣類和蛋白質必須分開來吃？那是因為不同營養素在被消化時，所需的酵素種類也不相同。

以「醣類」為例，當我們吃下飯或麵時，唾液中的酵素（澱粉酶）就會被分泌出來消化其中的一部分；而食物到達胃部時，則停止活動；等到了小腸，才又會被再度消化成「葡萄糖」，並被吸收。至於「蛋白質」，在口中則不會被消化；到了胃部，卻會被胃所產生的「果膠」所消化；之後，又再被十二指腸中的各種酵素分解成「胺基酸」。**也由不同營養成分在不同身體部位被分解，所以，消化酵素工作時，最適當的pH酸鹼值也不一樣**。以前述蛋白質的消化過程為例，在胃部被分泌出來的果膠，在強酸之下工作；而由十二指腸所分泌的「澱粉酶」和「胰蛋白酶」，則是在弱鹼性的的環境中工作。

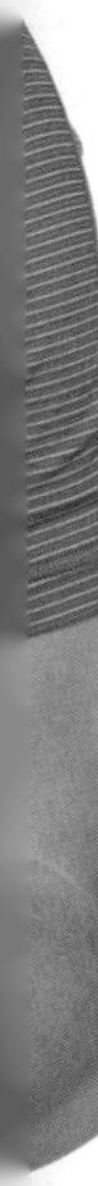

調整比例＋增加水果餐，讓酵素生生不息

但是，我們平日的飲食，隨便一餐（例如一個便當），就會同時吃進醣類（米飯）和蛋白質（肉類）等營養素，使得性質不同的消化酵素必須一起進行不同的活動，所以，對於胃和小腸的消化來說，其實是極大的負擔。

也因此，**若能將醣類和蛋白質分開進食，就能將消化變得非常順暢——因為它們會被快速地分別運送到適合被消化的場所**，對於分泌消化酵素給胃腸和小腸的胰臟來說，也不會造成負擔，並且還能針對營養素進行有效的吸收。

只是，這樣的作法，在現實生活中較難達成。試想一下：若打開便當盒，必須先吃下「過水去油」的蔬菜，再吃下所有白飯，然後，等過一陣子再吃肉——這麼麻煩，恐怕沒有人願意再試第二次吧？

所以，**比較可行的方式，應該是在每一餐的食物內容當中，針對「澱粉」和「蛋白質」的比例稍做調整，例如午餐以澱粉為主，晚餐則以蛋白質為重**；另外，若前一天的用餐內容較為豐盛而多樣，那麼，隔天除了早餐吃水果，午餐也可只吃水果和生菜，目的在於補充酵素之外，也讓腸胃休息。而這樣的調整，不但能兼顧「享受美食」的慾望，也能達到「減重瘦身」的目標。

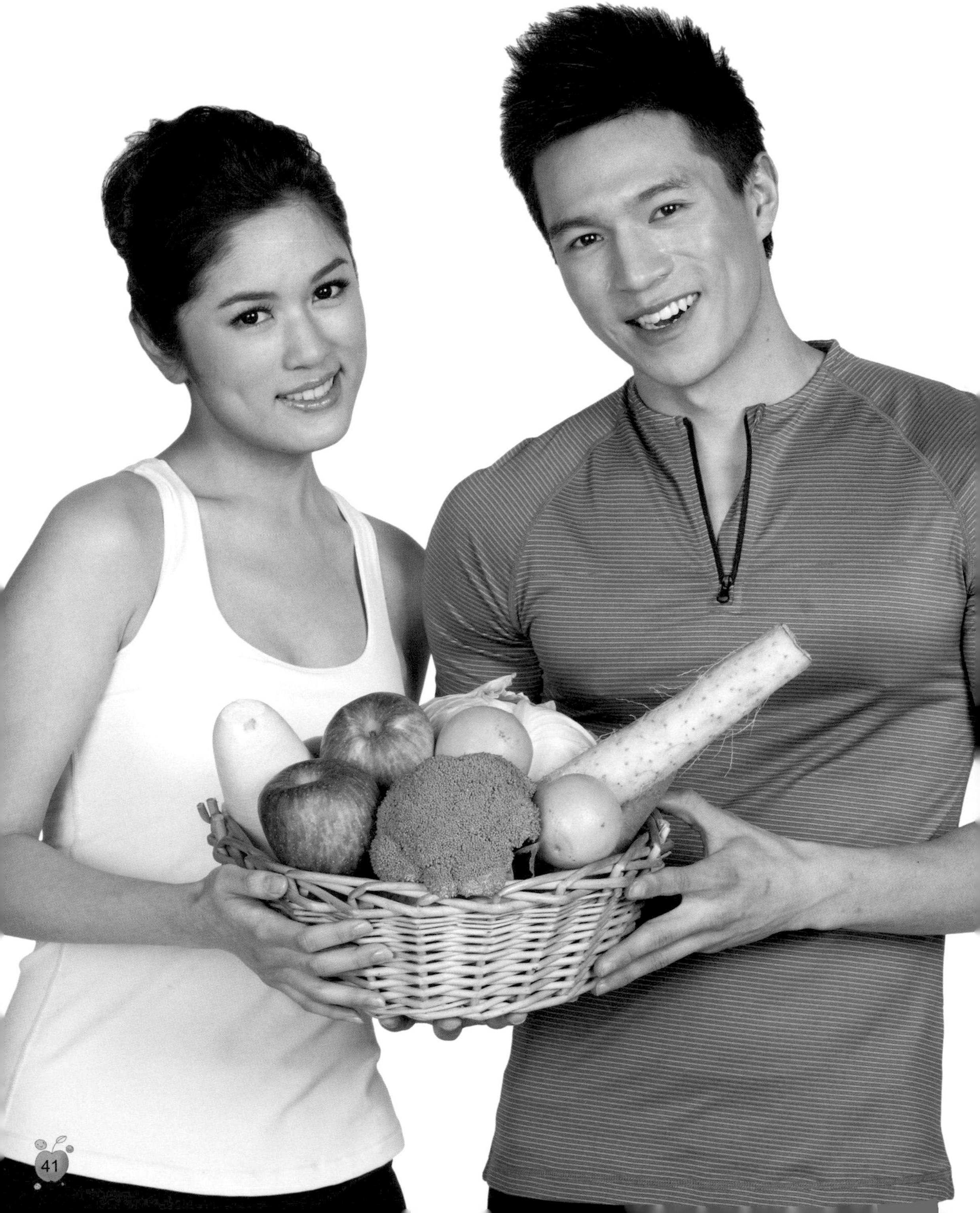

Concept 3

自己動手，掌握食物酵素最有效！

7個要領Tips，準備生食超輕鬆！

生食的關鍵，就在於「盡可能生吃」，所以，對食材的處理應以「不施行任何烹煮」為最佳原則。

但是，**要長期維持生食的習慣，有兩個重點要把握：一是「生食取得方便正確」，二是「生食也要兼顧美味」**，因為如果食材很難準備，或是食物不夠好吃，都會讓自己很難維持下去。所以，本單元就要告訴你確實掌握「動手製作美味生食」的7大秘訣，讓你不但能餐餐都吃得到具有豐富天然酵素的減重料理，而且，也不會犧牲「享受美食」的口腹之慾。

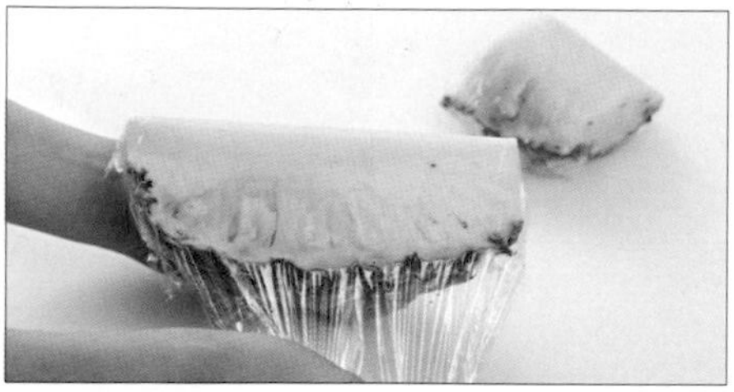

食材經過切割後，應該包上保鮮膜並放進冰箱保存，但為求新鮮起見，還是要吃時再切，而且盡早吃完為佳。

要領1 食物保鮮，減少與空氣接觸

食物「新鮮」，自然就「好吃」，而且，其中所含的酵素，含量也最豐富。一旦食物腐敗，酵素就會跟著遭到破壞。也因此，在挑選生食的食材時，除了應以「當令」為原則，買回家之後，保存的方法也很重要。

舉例來說，**蔬菜、水果等食物經過切割，其中的酵素、礦物質接觸到空氣後，就會開始減少。因此，削皮、切塊等經過處理過的食材，除了要放置冰箱冷藏外，為了減少與空氣接觸的機會，請務必用保鮮膜將切口緊緊包裹起來**——雖然使用保鮮膜是大多數人都會做的事，但重點就在於是否有「緊緊包裹」，為了隔絕空氣，甚至可以在包裹之後，再置入保鮮盒當中保存，以增加一層保護。

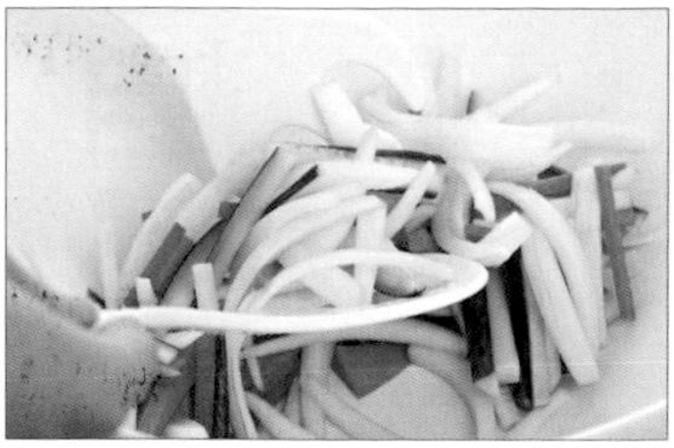

為了保存食物中最豐富的酵素，涼拌菜最好每餐現做現吃，切忌因為偷懶而一次做大量冰存。

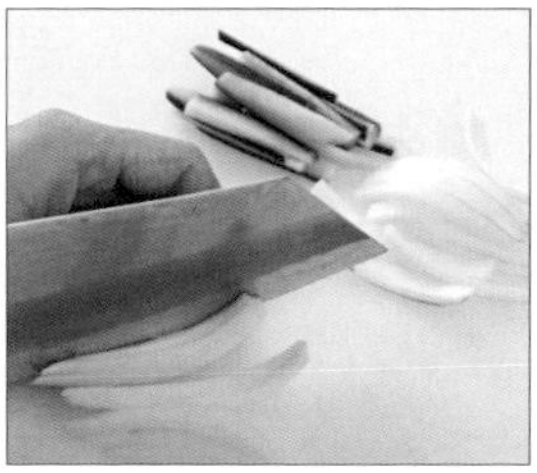

只要掌握「盡量將食材切成相同大小」的原則，就能減少烹調加熱的時間。

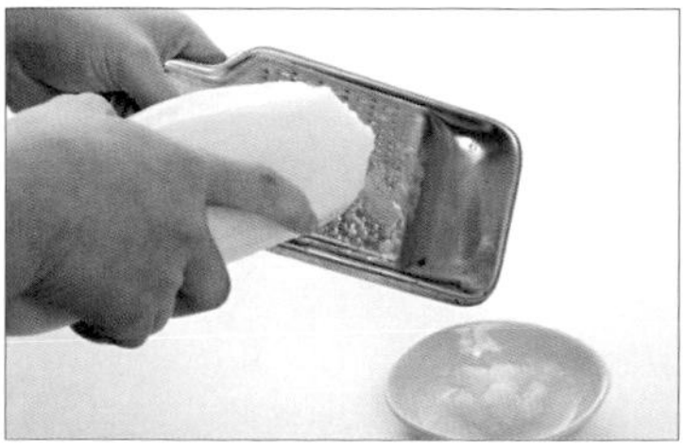

白蘿蔔去頭後再加以磨碎，就變成清爽的蘿蔔泥醬，好看、好吃，又充分保留住天然酵素。

要領2 切法變換，味覺也大不同

同樣一種料理，食材的形狀大小不同，不但會在視覺上造成差異，吃起來的口感也會不一樣，為什麼呢？主要是因為食物的大小，也會影響其中所含的水分和營養成分含量，所以，當被吃進嘴裡開始與唾液融合時，就會產生酸甜苦辣不同的變化。特別是白蘿蔔、胡蘿蔔之類的根菜類，由於生吃較硬，為了製作出較容易入口的美味，也比較需要花一點心思來準備，例如：切片、刨絲、磨泥……等等，都是值得變換的料理方式。

要領3 形狀一致，幫助受熱平均

「生食」雖然可以取得最豐富的天然食物酵素，但是如果要大家每一餐的每一種料理都生吃，實在也難以實踐。所以，在一、兩道搭配的菜色中，**如需加熱調理，建議「務必於最短時間內完成快炒」為佳。而為了讓食材「快速受熱均勻」，最好的方法，就是「將材料切成一樣大小」**，如此一來，不但煮起來會比較快，酵素的流失也會比較少。

要領4 涼拌料理，吃之前再調拌

因為要「生食」以取得大量的天然食物酵素，所以，「涼拌」可說是最重要的料理方式。但是，請注意，雖然有些美食家及專業主廚，會教大家在製作涼拌菜時，要在加入調味料後，再靜置幾個小時之後再吃，以求食材入味、吃起來比較可口。但事實上，**隨著時間的流逝，涼拌菜中的材料會分泌出一些水分，不但會讓食材變軟、脆度降低，而且其中的酵素也會減少。**所以，為了活用酵素，也為了讓料理更鮮脆，最好是上桌之前再進行涼拌，即便需要醃製，也以不要超過20分鐘為佳。

要領5 利用鹽巴，軟化生硬蔬菜

「鹽巴」可說是最重要的佐料，而對於生食來說，**鹽巴除了「調味」之外，還有一個重要的功能，就是「軟化食物」**。許多蔬菜，例如洋蔥、白蘿蔔、高麗菜等，都擁有豐富的消化酵素，但如果要生吃，有時會稍嫌太硬，所以食用前，可先切成易入口的大小，再灑上一些鹽和水，快速加以揉搓一下，那麼，吃的時候不但口感較為適中，也因為鹽巴的滲入，而使得這些生菜的滋味更容易被接受。

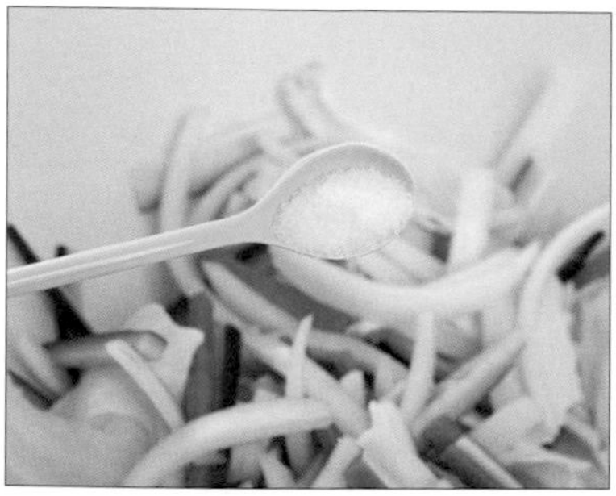

在黃瓜、胡蘿蔔、洋蔥等比較硬的蔬果當中加入鹽巴稍加揉搓後，再以冷開水沖掉多餘鹽分並瀝掉水分，就能享受到入口清脆的生菜了。

要領6 牛肉海魚，燻烤半熟就好

食用肉類和魚類，也是可以獲得酵素的極佳方法，但畢竟「吃生肉、吃生魚」並不符合我們的衛生和飲食習慣，所以，不妨採取「烤到半熟」的烹調法——也就是**把魚類或肉類的外表在短時間內以中火烤至上色、內部則烤至半熟的程度即可，這樣一來，就能使酵素的損失控制在最小範圍，甚至還能完全留住酵素**。必須注意的是，上述的半熟火烤法，比較適用於「新鮮」的牛肉以及鮪魚、鮭魚之類的深海魚類，特別是牛肉，只要切成薄片，採取這樣的火烤方式食用不但可以留住酵素，還能嚐到最鮮美的牛肉滋味。至於豬肉、雞肉以及採用養殖法的海產魚類等，為了避免細菌感染，一定要徹底烤熟才行。而且，為了補充酵素，務必搭配大量生鮮蔬菜一起吃。另外，**「煙燻法」**也是避免加熱過度，讓我們可以在半熟的狀態下品嚐到肉類、魚類的極佳烹調方式。如果在家裡想要自行製作煙燻料理，不妨按照下列步驟試試：

1. 在中式炒鍋中包上一層鋁箔紙。
2. 在鍋內放入2~3大匙的紅茶茶葉以及2大匙的砂糖。
3. 將適當大小的網架放在鍋內。
4. 將整個炒鍋連同網架置於爐火上，並開火以大火進行燒烤。
5. 起煙後，將要烤的新鮮肉類或魚類食材放在烤網上，改中火，蓋上鍋蓋，將煙關住約3~5分鐘。
6. 掀開鍋蓋，確認食材的熟度，只要燻烤到表面變色、內部半熟即可。

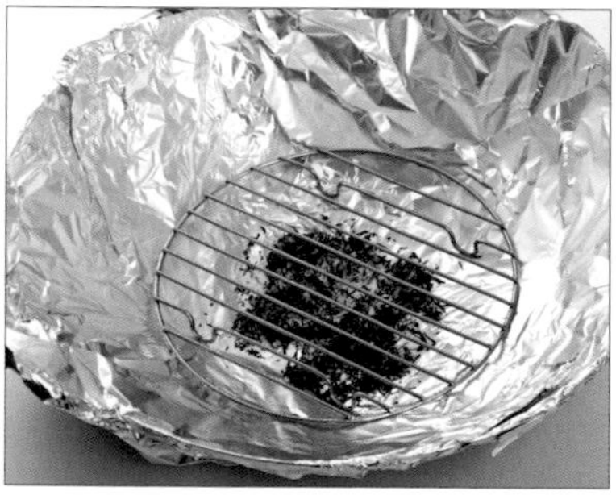

只要準備炒鍋、鋁箔紙、烤肉用網架，以及紅茶茶葉及砂糖，即便在自家廚房，也能做出美味的「煙燻」料理。

要領7 利用調料，增加生食風味

準備生食料理的時候，除了運用鹽巴、醬油、醋、糖等調味品，如能善用其它佐味材料，將更能增添食材美味，例如下面所介紹的味噌、咖哩粉、柴魚片、芥茉醬、優格、櫻花蝦等，都是超級好用的佐料，無論直接配食，或製作成醬汁，都能讓「生食」的層次昇華。不過，**為了要同時達到「減重」的目的，千萬也要掌握「盡量減少用油」的原則**，如此一來，多管齊下，就能讓你的每一餐生食料理都具有變化，既好吃，又豐富，還能攝取到豐富的天然食物纖維，輕鬆達到「自然瘦」的夢想。

讓生食更美味的6大調味聖品

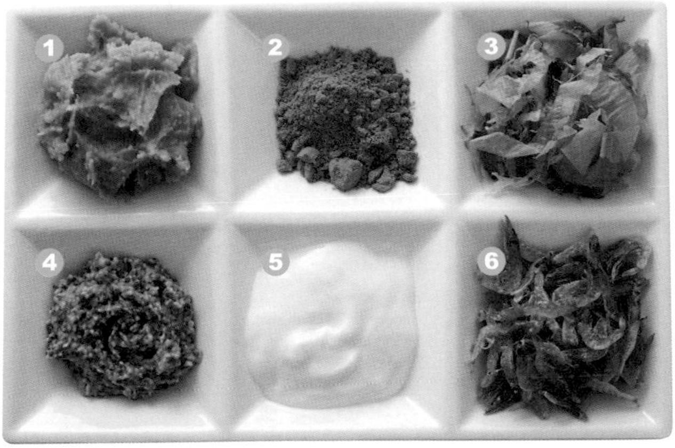

	調味品名稱	特殊營養成分	搭配生食建議
❶	味噌	含有酵素，以及鐵、磷、鈣、鉀、蛋白質、維他命E。	可沾生鮮蔬菜，例如小黃瓜、蘿蔔等，也可當作半熟燻烤肉片、魚類的沾醬。
❷	咖哩粉	混合各式香辛料，具有薑黃素等成分。	灑在燻烤肉類、魚類的表面，或加在生菜沙拉中，增添香氣，改變風味，有助開胃。
❸	柴魚片	含蛋白質、維生素B、維生素D、維生素E、鐵質及DHA等。	可用於涼拌豆腐、小黃瓜、四季豆之類的冷盤菜餚當中，增添鮮味。
❹	顆粒黃芥末醬	含有維生素C及多種礦物質，包括鈣、鎂、鉀、菸鹼酸等。	有著適中的辣味和酸味，可成為各種生食料理的調味醬料重點。
❺	原味優格	含有蛋白質、維生素A、維生素B群，以及鈣、磷、鉀、鎂等礦物質。	口感綿密，適合用於西式的生菜或水果沙拉；搭配汆燙半熟的蝦蟹海鮮，或燻烤過的肉類，也極美味。
❻	櫻花蝦	含豐富鈣質、礦物質。	可加入涼拌菜或沙拉當中，增加口感及鮮味。

Concept 4

積極力行，就能發現酵素飲食驚人功效！

生食6大優點，促進速瘦、持久、又漂亮！

你知道嗎？「生食」可說是「最符合體內淨化原則的改造身體飲食法」，藉由生食，好萊塢女星黛咪摩爾輕鬆減重7公斤、知名品牌服裝設計師Donna Karen更是狂瘦18公斤——為什麼？

根據國內醫療單位指出，「想要有效、正確的減重，一定得從『改善新陳代謝』著手」，因為當新陳代謝機能獲得改善，體重自然也就能跟著減輕。而**所謂「改善新陳代謝機能」，指的就是藉由「提升基礎代謝率」、「達成飽足感」、以及「促進燃脂效應」三種機轉效應，來達到「減少細胞內多餘脂肪」的終極目的**。也因此，只要能針對每天所吃的食物進行適當的控制與調節，加上適量的運動，自然就能將體內多餘的脂肪與負擔加以代謝與排除。

而**「生食」酵素減肥法，正是最符合人體代謝系統運作的飲食控制法**，既不需要刻意節食，也無須擔心會有失控或藥物副作用，尤其，它還具有下列6大項優點，只要能夠具體實踐，就能看到自己瘦得明顯、迅速又健康！

優點1 最易執行維持

「生食」既不需要太多的烹調準備，也不需要費事地餐餐計算熱量，可說是「最方便而簡單」的減重法，也因此，對於忙碌的現代人來說，也最容易維持和執行。

根據營養專家的研究，每天飲食中只要有50％的生食，就足以提供高標準的天然酵素量，加上為了加強「三．八體循環」(排泄、攝取、同化)的作用，所以，只要記得**「早餐吃水果，中餐多吃米麵，晚餐享用單種半熟肉類(蛋白質)」**的原則，**並於午晚餐內容盡可能搭配生鮮蔬菜、涼拌料理等，就能獲得豐富的食物酵素，足以帶動身體新陳代謝之運作**，實施起來一點也不困難——對於想要減重的人來說，減重方法的難易度與成果有絕對的關係，因此，選擇一個實施門檻低又能持之以恆的管道，絕對是每個「想瘦者」必需要考慮的首要條件！

優點2 絕對不會復胖

也有不少人好不容易瘦下來，卻又很快就胖回去，實在令人喪氣！如果想要避免這種惱人的狀況，就得知道這個觀念，那就是：幫助你的大腦，找出你身體的「內定調節點」（Set Point）！

所謂**「內定調節點」，指的是最適合自己健康的「體質」、「體型」和「體脂肪率」，且受大腦控制**。而「酵素」正是能夠幫助大腦穩定的重要力量，也因此，只要能透過食物攝取到充分的酵素量，大腦即可發揮良好的協調功能，讓身體能依據「內定調節點」來攝取食物，絕不會吸收過多的營養素及熱量。

相反的，當大腦受到錯誤或混亂飲食習慣（例如吃錯東西、在不對的時間進食等）的影響時，就會因為缺乏酵素而無法正常運作，不但不能讓「內定調節點」維持在個人最需要的理想狀態，還會因為「沒有得到滿足」、過度焦慮而不斷釋放「必需再多攝取一點」的錯誤訊號，導致我們對食物產生更多的渴望、愈吃愈多，久而久之，肥胖、疾病等現象也就隨之而來。所以，**只要養成「生食」的習慣，常保體內擁有足夠的酵素，那麼，透過大腦的操控，在瘦下來之後，我們自然也能夠維持最標準的體重與體態，不用擔心復胖的問題。**

優點3 皮膚連帶變美

「生食」的目的，就是要從食物中取得天然酵素，而當我們攝取到足夠的酵素量之後，新陳代謝的機制也就能獲得良好的運作發揮，影響所致，不但能帶動消耗多餘脂肪，更可在同時將原本滯留於體內的毒素、不良物質都加以排除，達到「淨化身體」的功能。而這樣的結果，除了反應在體重的變化上，更可從膚質改善的狀況得到充分驗證，因為皮膚正是人體最重要的代謝器官之一！

其實，**只要開始施行生食，就會發現排便也會變得非常順暢，因為那正是新鮮蔬果中所含天然酵素得到充分作用的結果。而一旦身體內的毒不再累積，那麼，皮膚的代謝狀況就會變好**：暗沉、蠟黃的膚色變得淨白明亮，討厭的粉刺、痘痘也會變少，不久之後，全身肌膚都會變得更有彈性、充滿活力。甚至，在臨床的病例上，也有人因為採用生食法，而擺脫了「異位性皮膚炎」的困擾，從此讓皮膚恢復健康——可以讓你變瘦的有「酵」食物，絕對也可以讓你的肌膚變得更漂亮！

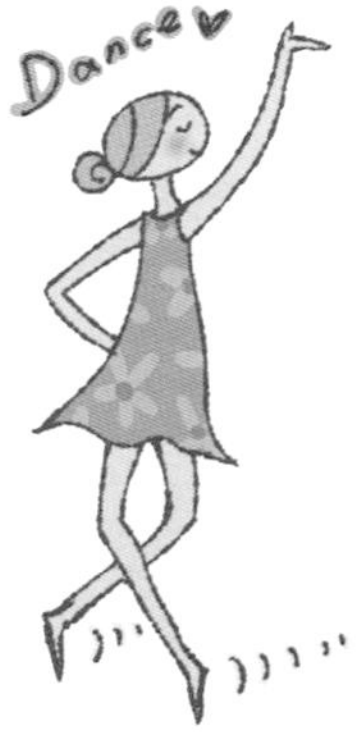

優點4 不用禁食肉類

很多人以為減肥就不能吃肉，其實這並不是正確的觀念；另外，只要提到「生食」，大多數人腦海中所浮現的也多半是水果和蔬菜的畫面，但其實上，魚類和肉類的攝取，也非常重要，因為**動物性食品除了和蔬果一樣擁有豐富的天然酵素外，也具有某些植物性食品所缺乏的營養素**。例如能夠幫助紅血球滋長的「維生素B12」，就幾乎只存在動物體內，所以，純素食者長期下來就會缺乏這項重要的元素，身體也會無法正常製造血紅素，甚至引發貧血。此外，像DHA、動物性蛋白質、鐵、鋅等，也多存於動物性食品中，儘管某些植物中也含有這些營養素，但含量相對稀少，所以，適當的攝取肉類和魚類，才是健康的減重方式。

但是，畢竟「生吃肉類」實在不是每人都能接受的飲食方式，所以，**採用「烘烤法」或「汆燙法」**，將新鮮的魚類或牛肉之類的動物性食材，加以調理到「半熟」的狀態，應該是最兩全其美的方式：一**則能保存住食物中較多的酵素成分，再則也顧及到我們所習慣的飲食口感**，所以，只要搭配適當的調料醬汁，再加上足夠的生菜及水果，那麼，「生食」當然也不需克制「想吃肉」的慾望。

優點5 不需抑制食慾

「三餐正常吃」可說是「生食酵素減肥法」的最大特點之一，因為這個方法的目的是在幫助身體攝取到更多的酵素，以便促進新陳代謝的運作，所以，強調的是「在對的時候吃對的東西」，而非一味的要求「節食」甚至是「斷食」。

事實上，根據研究顯示，**不斷的抑制食慾，只會造成反效果——由於身體不能滿足，大腦也會無法正常運作，反而會不斷發出「這餐沒有吃、下餐必須加倍補足」的指令，導致「饑餓感」加深**，一旦忍不住，就會用大吃大喝來彌補，如此一來，代謝機能大亂，不但不能減重，反而會因為暴飲暴食而吸收過多的熱量，又因代謝不掉而囤積在身上，形成恐怖的惡性循環。

若能養成「生食使酵素量足衡」的習慣，讓大腦協助控制身體的「內定調節點」維持在最佳狀態，那麼，自然不用壓抑食慾，只要配合前面所提到的三餐原則，時時注意自己所攝取的酵素是否足夠，自然每天都能正常享受「美食」生活。

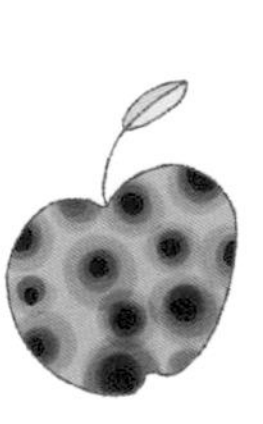

優點6 不用戒吃甜食

「甜點」可說是許多力行減肥者的大忌，因為絕大多數的甜食都含有大量糖分和油脂，屬於「高熱量食物」，所以，多數營養師的建議都是「盡量別碰」。然而，根據美國最新一份研究資料顯示，體重過重的人看見高熱量食物時，大腦會特別活躍——事實上，不論是體重正常或過胖，**當人體血糖過低時，大腦中掌管回饋的區域就會呈現活躍狀態，提高我們想吃高熱量食物的慾望**。只是，當體內血糖回穩後，體重正常者的腦部前額葉皮層會增加活動，抑制大腦的衝動，減少對高熱量食物的渴望；但體重過重者即便血糖回復正常，他們的大腦仍對高熱量食物感到渴望。也因此，專家建議，與其經常餓肚子讓血糖下降、導致人腦產生想吃高熱量食物的慾望，不如常吃健康的點心，避免血糖下降太快速。此外，**「生食」減肥法著眼於「在身體所需的營養範圍內，儘量攝取含有酵素的飲食即可」，因此，並不強調必須完全戒除甜食。**

不過，在選擇甜食的時候，還是應該要有一些原則，以求吻合「提升基礎代謝率」、「達成飽足感」、以及「促進燃脂效應」的代謝減重效益。例如，以具有酵素的「新鮮水果派」代替高熱量的「鮮奶油蛋糕」、以「水果優格冰淇淋」代替「一般冰淇淋」、以「減糖飲料」代替「全糖飲料」……等等，有很多變通性的作法，都可以讓我們一邊享受甜食，一邊還是兼顧酵素的攝取——只要懂得如何維持平衡，**養成飲食的好習慣，就算處於減肥時期，也無須成天把「絕對不吃……」、「一定不能吃……」這樣的字眼拿來嚇自己**。身體一旦維持在擁有足量酵素的狀態，大腦就會適時提醒你「已經足夠了」的安全截止點，如此一來，「吃甜點」也就不致造成過度負擔了！

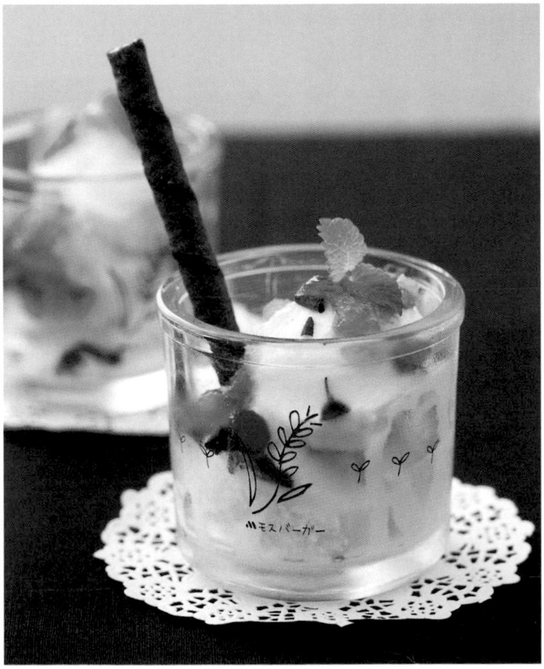

PART 3
【預備篇】

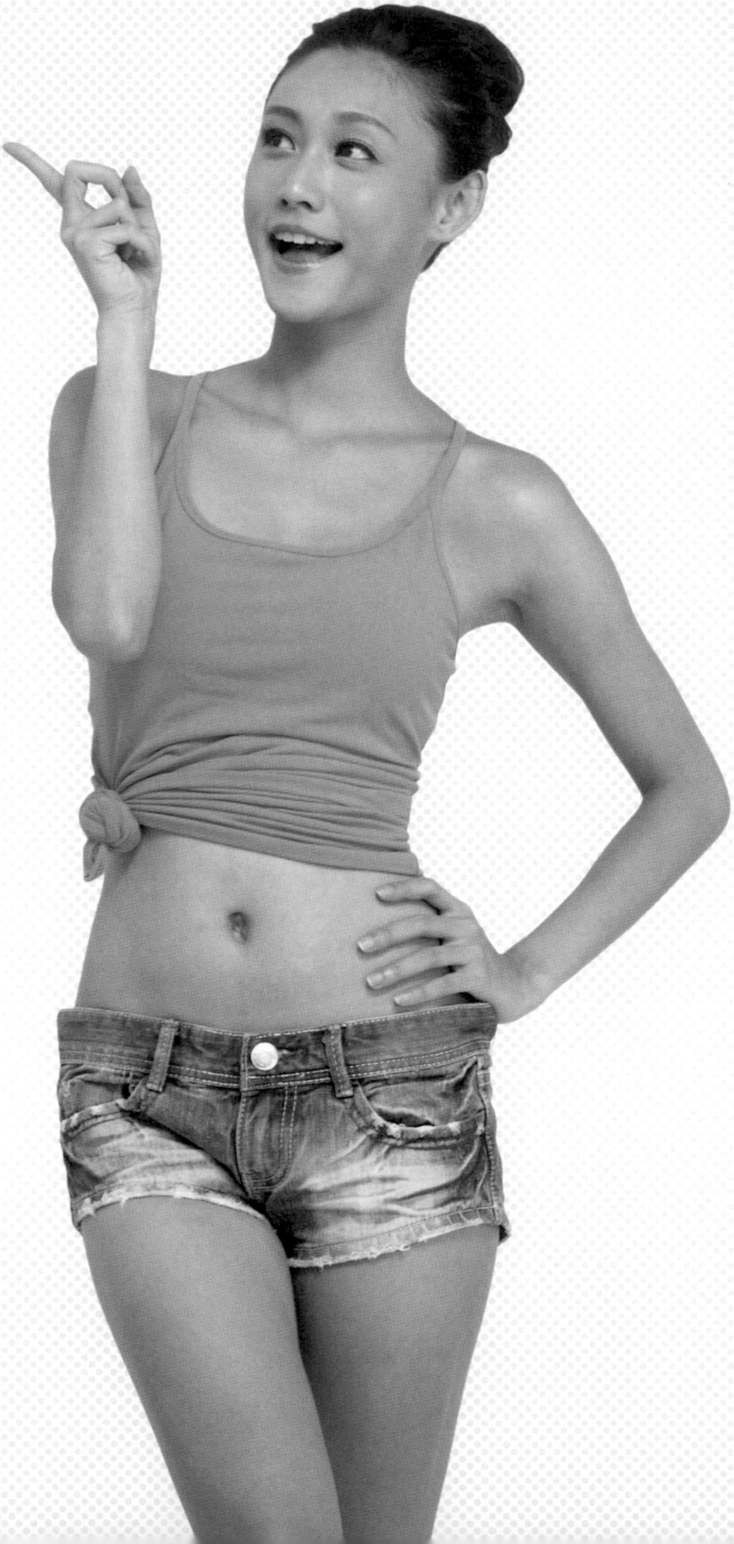

實施「天然酵素減重飲食法」之前，請先檢測自己的肥胖狀況！

——是全身胖？還是局部胖？你的身體到底有什麼問題？

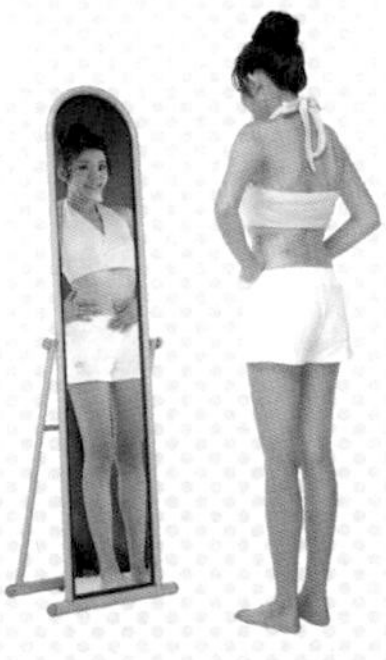

Check 1

你算「胖」嗎？

胖不胖？且看這3項指標！

世界衛生組織調查報告指出，**「肥胖」**是**目前人類最容易被忽視、但發病率卻急遽上升的一種慢性疾病**；若以科學的角度來解釋，所謂肥胖，是指哺乳類動物（人也是其中一種）體內所儲藏的脂肪過多、以致體型與健康受到不良影響的一種現象。但是，究竟「肥胖」有沒有什麼可以「精確量化」的標準——答案是肯定的！根據行政院衛生署公佈資料顯示，「國人最新肥胖定義」可依**「身體質量指數（BMI）」**、**「標準腰圍與腰臀比」**及**「體脂肪率」**三項指標解釋如左：

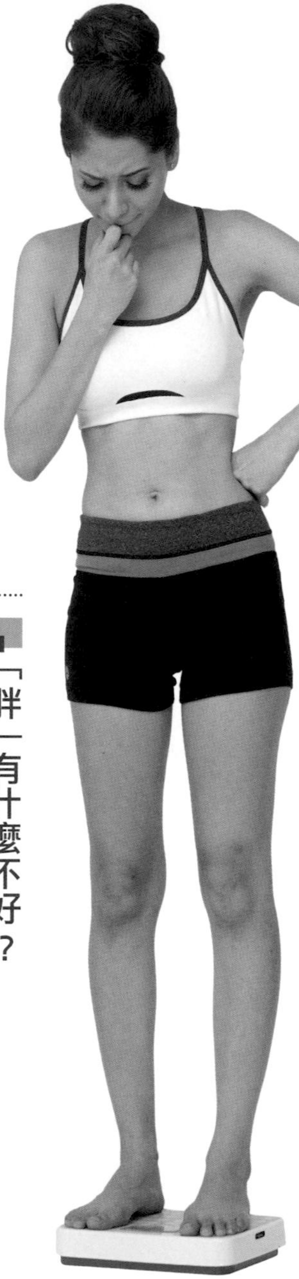

「胖」有什麼不好？

但是，為什麼肥胖會被視為疾病？答案很簡單，因為肥胖的結果往往會影響身心健康的狀況，嚴重者，甚至還會引發下列兩大類疾病的產生：

Ⓐ因**脂肪體積增加而導致的疾病**，包括：骨關節炎、阻塞性睡眠呼吸暫停綜合症、社交障礙……等。

Ⓑ因**脂肪細胞增加所導致的疾病**，包括：糖尿病、癌症、心血管疾病、非酒精性脂肪肝……等。

而且，不只是成年人的肥胖狀況應該被關注，肥胖兒童的問題也非常值得關心——所謂「小時候胖不是胖」的說法並不完全正確，因為往往兒童期的肥胖，也是導致成年後肥胖症的主因之一。

簡易判定肥胖指標表

	指標❶ 身體質量指數 (BMI)	指標❷ 標準腰圍與腰臀比 (Waist To Hip Ratio)	指標❸ 體脂肪率 (Body Fat Ratio)
男性	BMI≧24 過重 BMI≧27 肥胖	腰圍＞90公分（約35.5吋） 腰臀比＞0.9	＞25%
女性	BMI≧24 過重 BMI≧27 肥胖	腰圍＞80公分（約31.5吋） 腰臀比＞0.8	＞30%

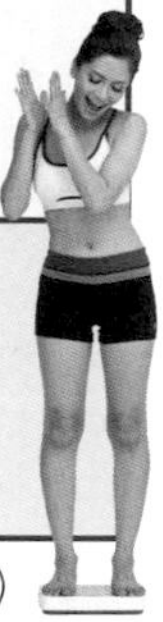

（參見第54～57頁公式說明）

目前世界各先進國家，都將「肥胖」視為嚴重的健康問題，美國醫療營養專家甚至將肥胖症形容為「二十一世紀的黑死病」。尤其恐怖的是，根據資料統計，全世界的肥胖人口都在快速成長：美國光是一年的肥胖人口比例，就從24%上升到了27%，一口氣增加了將近六百萬個胖子；而台灣地區的過重人口，也從20年前的12%上升至目前的47%，其中更有五百三十萬人已達到「肥胖」程度；**在全台二千三百萬人口當中，男性過重比率約佔30%，女性也已超過20%**，而在衛生署公佈的「台灣地區10大死亡原因排行」當中，其中就有7項與肥胖相關（如左表），所以，可千萬別再輕忽「肥胖上身」的問題！

台灣地區10大死亡原因排行

排行	10大死亡原因	與「肥胖」有關者
1	惡性腫瘤（癌症）	☹
2	心臟疾病	☹
3	腦血管疾病	☹
4	肺炎	—
5	糖尿病	☹
6	事故傷害	—
7	慢性下呼吸道疾病	—
8	慢性肝病及肝硬化	☹
9	高血壓性疾病	☹
10	腎炎、腎症候群、腎性病變	☹

（資料來源：行政院衛生署）

肥胖3項指標怎麼算？公式速查解析！

「身體質量指數」、「體脂肪率」及「標準腰圍」三項指標該如何計算？只要依照下列公式及說明試算，你就可以清楚掌握自己的「肥胖」狀態！

指標1 身體質量指數BMI（Body Mass Index）＝組織脂肪佔比

「身體質量指數」（Body Mass Index，簡稱為「BMI」），可直接反應出大多數成人體內脂肪的百分比，數值愈高，表示脂肪在體內的密度也愈高，而當超過標準數值，自然也就與「肥胖」脫離不了關係了！

但是，請注意！**BMI並不適用於每個人！**因為這個數值雖然能直接反應大多數成人體內脂肪的百分比，但由於過分簡化，因此，若按照這個計算方式，肌肉非常發達的人也會被歸類為超重與肥胖症族群。所以，對於未滿18歲的青少年、孕婦及哺乳婦、老年人、運動員……等特殊族群來說，BMI檢測法並不適用，而需採用其它方法（例如：腰圍寬度）來檢視是否有肥胖的狀況。

公式算法

BMI

◎身體質量指數（BMI）＝體重（公斤）／身高（公尺^2）

簡單來說，就是以個人「體重」（公斤數）連續除以兩次「身高」（公尺數）之後所得的數據，再對照下表，即可知自己的肥胖與健康狀態如何。

舉例：身高170公分，體重65公斤的人，
BMI值＝65÷1.7÷1.7＝22.49 ➡ *（恭喜！屬於標準範圍！）*

【 BMI vs. 肥胖狀態對照表 】

定義	台灣衛生署最新肥胖標準	世界衛生組織（WHO）肥胖標準	健康狀態	安心指數
過輕	＜18.5	＜18.5	病態紙片人	☹☹☹
正常	18.5～23.9	18.5～24.9	好標準族群	☺☺☺☺
過重	24.0～26.9	25.0～29.9	低級危險群	☹
一級肥胖	27.0～29.9	30.0～34.9	中級危險群	☹☹
二級肥胖	30.0～34.9	35.0～39.9	重度危險群	☹☹☹
三級肥胖	≧35	≧40	病態肥胖族	☹☹☹☹

指標2 標準腰圍及腰臀比（Waist To Hip Ratio）

「**腰圍**」與健康息息相關，因為**它反應出腹部脂肪的囤積程度，亦即是否有「內臟型肥胖」的問題**。根據衛生署統計資料顯示，國人平均標準腰圍為：女性28吋，男性31吋。若男性腰圍超過90公分（約35.5吋，約莫是一顆籃球大小），女性腰圍超過80公分（約31吋，約莫是一顆排球大小），即可稱為肥胖。所以，控制好你的腰圍，不僅是為了外觀好看，更是為健康把關的最簡單檢測法。

至於「腰臀比」，則提供另外一種自我檢測的基準，因為**重量集中在腰部的人，較重量集中在臀部的人面臨更多健康風險**，所以，這項數據也非常值得關注。男性和女性的標準腰臀比，分別是0.9和0.7。據統計，腰臀比例約0.9的男性，較少出現前列腺癌和睪丸癌；而腰臀比例約0.7的女性，則具有最佳的雌激素水平，較少出現糖尿病、心血管疾病和卵巢癌。而當男性腰臀比超出0.95、女性超出0.85，即容易罹患高血壓、動脈粥狀硬化、糖尿病、高血脂症等慢性病。也因此，如果你已有小腹凸出、身材「中廣」的現象，千萬不可輕忽。

公式算法

WHR

◎腰臀比（Waist To Hip Ratio）＝腰圍／臀圍

舉例：身女性腰圍34吋，臀圍38吋（1吋=2.54公分）

腰臀比＝34÷38＝0.89

➡ *（糟糕！落在「異常」範圍，必須當心了！）*

【 腰臀比 vs. 肥胖狀態對照表 】

腰臀比	女性	男性
標準	0.7～0.8	0.85～0.9
異常	＞0.85	＞0.95

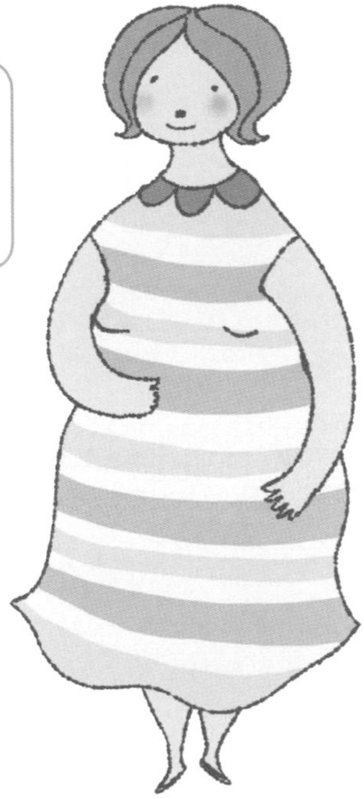

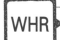

指標3 體脂肪率（Body Fat Ratio）＝脂肪佔體重的百分比

妳是「瘦瘦的胖子」嗎？營養師發現，很多女性只在乎體重、卻不在意體脂肪，導致雖然只有40幾公斤，但因為體脂肪過高，所以容易罹患脂肪肝，甚至引發肝炎，而究其原因，正是因為飲食習慣不佳加上運動量不足所致。

事實上，**減肥並非減掉體重就好，最適當的方法應是「降低體脂肪比率」**，也就是說：「減重≠減脂≠減掉健康！」

一般而言，男性正常體脂肪率約在15～25％之間，女性則在20～30％之間，也就是說，正常人體內約有四分之一是體脂肪——以體重60公斤為例，那麼身上就有約15公斤的脂肪。不過，隨著年齡愈大，體脂肪率也會變得較高，但總體而言，**成年男子的體脂肪率超過25％、成年女子超過30％，就達到醫學上所謂的「肥胖」**。

但根據台北市立聯合醫院仁愛院區的檢測調查，在一千五百名30至59歲女性當中，有大約七成的女性體重介於理想範圍，但體脂肪過高比率卻高達55％到72％；尤其是30至39歲女性，體脂肪和肌肉量失調的

公式算法

BFR

步驟1：先算出自己的「標準體重」。

◎ 標準體重＝22×身高（公尺）×身高（公尺）

步驟2：再依性別算出自己的「體脂肪率」。

◎ **女性體脂肪：［實際體重－（0.82×標準體重）］÷實際體重×100%**

◎ 男性體脂肪：［實際體重－（0.88×標準體重）］÷實際體重×100%

舉例：女性身高160公分，體重60公斤，

「標準體重」就是：22×1.6×1.6＝56.32公斤

「體脂肪率」就是：[60－（0.82×56.32）]÷60×100=23.02% ➡ *（很標準！）*

【體脂肪率 vs. 肥胖狀態對照表】

類別	女性體脂肪率	男性體脂肪率	脂肪含量指數
身體所需最低脂肪	10～13%	2～5%	💧
健美運動員	14～20%	6～13%	💧💧
健康標準族	21～24%	14～19%	💧💧💧
尚可接受範圍	25～29%	20～24%	💧💧💧💧
肥胖危險地帶	>30%	>25%	💧💧💧💧💧

情況最嚴重，因為這些女性常節食卻不運動，導致有超過一半的人肌肉量不足，而腿部的肌肉量不足的情況又更為嚴重，很容易造成日後身體失能，甚至需要靠輔助器才能行走，以及上下樓梯困難等狀況。

想要避免當「瘦瘦的胖子」，最重要的方法，當然是從飲食方面下手，每天的食物當中，除了多選擇全穀類以及脂肪含量低的食品，還要注意選擇不同蔬果。另外，最好使用一份堅果種子類食品來取代烹調用油；如需外食，也必須減少油炸、焗烤或勾芡的菜色，加上適度的運動，才能瘦得漂亮又健康。

至於**測量體脂肪率的最佳時間，則以早晨為佳，而且最好是在充足睡眠（7～8個小時）之後進行，因為這個時候的體重與腰圍等數據都最準確**。不過，必須提醒的是，這樣所得的計算結果，乃是統計出來的推算數值，並非精確的體脂肪百分比（最準確的模式應是在水面下稱重）。但是，如果能定時、定期使用這個公式，還是可以測量到體脂肪或肌肉的增減數量。

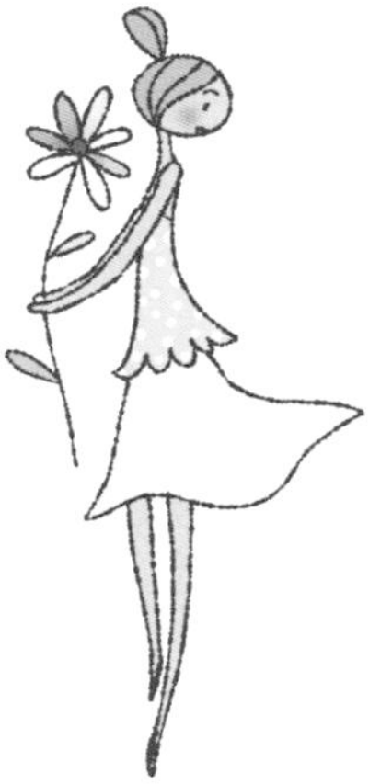

「脂肪囤積部位」不同，致命危險各異！

腰腹胖【蘋果型】

小心代謝症候群、腸道類病變！

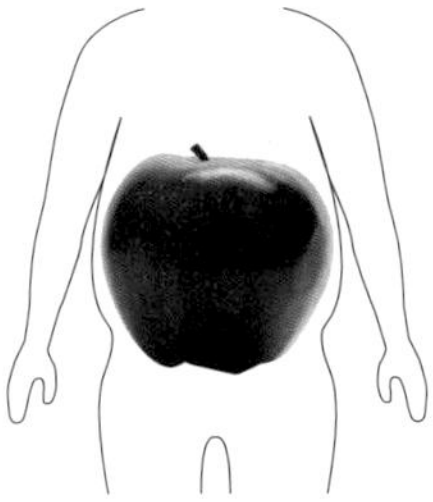

體型特徵　身體中段特別圓潤，呈現「中廣」現象。由於大量脂肪分部於腹腔，大、小腸之間，所以易有腸道類的病變發生，例如食道癌、膽囊癌和結腸癌等。此外，也容易造成一連串新陳代謝系統障礙。

好發族群　「蘋果型肥胖」常見發生在中年男性和停經後婦女身上。前者多因長期應酬、運動量少，導致代謝率下降，所以「啤酒肚」、「鮪魚肚」上身；後者則因停經後女性荷爾蒙分泌減少，抑制肥胖的因子減少了一項，再加上代謝率也隨著年紀降低，因此小腹凸出的現象也極易出現。

臀腿胖【西洋梨型】

小心關節退化、心臟冠狀動脈疾病！

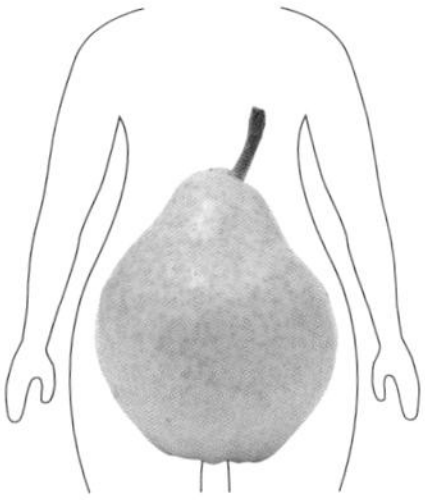

體型特徵　身體「上細下粗」，呈現下半身肥胖的狀態。由於吃進去的脂肪幾乎全都囤積在皮下，加上大部份重量集中在臀部和下肢，所以極易造成關節磨損、退化的現象，同時，發生心臟冠狀動脈等心血管疾病的機率也較高。

好發族群　女性由於體脂肪大多分布在腹腔及骨盆腔，加上還有生產過程，因而特別容易形成這種體型──如果妳的「大腿圍」乘以2之後，還比臀圍多出5公分以上，那就必須特別當心了！因為除了上述病症，還可能連帶引發生殖器官疾病，包括癌症和子宮肌瘤等。

Check 2

你有「局部肥胖」的困擾嗎？

一條皮尺，量出你的身材哪裡不完美！

有些人光從體重數字上看來，似乎沒有體重超重的問題，可是當月餅臉、蝴蝶袖、水桶腰、大肚腩、肥胖臀、小象腿……等種種現象在光天化日下現形時，不僅自己會受不了，對其他人而言，也是一種「視覺障礙」，無論就身體健康層面或是人際關係層面，都有不良影響。

體重明明很標準，但為什麼該大的地方不大、該小的地方不小？

之所以會造成「體重正常，卻有看了不舒服的局部臃腫體型」的狀況，除了**「體脂肪率過高」**（參見第56~57頁）的因素之外，**飲食失當**、**運動量不足而造成體脂肪大量囤積在容易囤積的身體部位**，也是主要原因。此外，從中醫的角度來看，局部肥胖的症狀，也可能反應出因**腸胃失調所產生的身體異狀及病變**，所以，千萬不要能輕忽。

想知道自己「局部肥胖」的嚴重程度，請掌握S曲線黃金7數據！

在醫學上，所謂「局部肥胖」，就是指**身體某一區位的脂肪囤積過多而產生的肥胖症狀**，一般而言，又以**腰腹**、**臀部和大腿**最為常見。另外，女性因為先天脂肪分佈的特點，往往也會集中在**手臂下方**、**胸側及後背**等部位。想擁有令人稱羨的勻稱身材，不妨拿條皮尺量一量，再參考下列數據，看看自己和「S曲線」的距離有多遠！

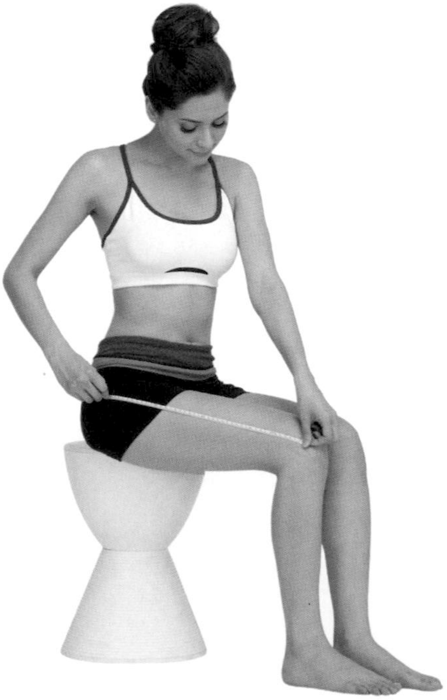

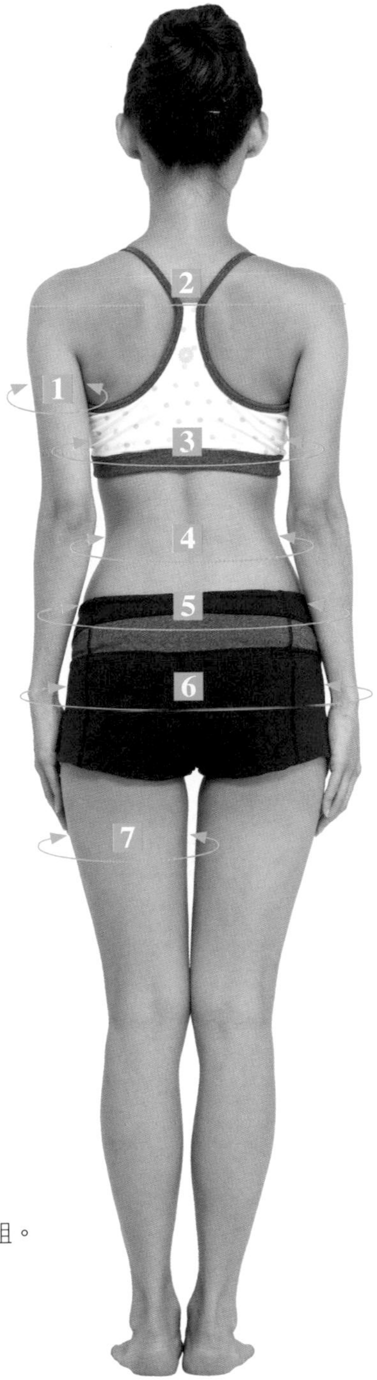

1. 手臂 標準數值參考：

❶**標準數值**：與身高相對「上臂圍」
➡ 男性身高公分×0.20　**女性身高公分×0.15**

❷**捏肉量法**：先將手臂伸直，再用用食指與大拇指捏起手臂下側，若捏出來的脂肪加皮膚在1.5公分內，都算正常。再將手臂自然下垂，然後從上臂後方，捏住介於肩膀和肘尖的中間點，若捏出的皮膚和脂肪超過2.5公分，即表示脂肪過多。

2. 後背 標準數值參考：

❶**標準數值**：與身高相對「肩寬」
➡ 男性身高公分×0.325　**女性身高公分×0.225**

❷**捏肉量法**：用食指與大拇指輕捏肩部，若捏出來的脂肪加皮膚超過0.5公分，就表示脂肪過多。再捏肩胛骨中間部位，若捏起的脂肪加皮膚超過2公分，亦為太胖。

3. 胸部 標準數值參考：

❶**標準數值**：與身高相對「胸圍」
➡ 男性身高公分×0.63　**女性身高公分×0.53**

❷**捏肉量法**：用食指與大拇指捏住胸側副乳部位，若捏出來的脂肪加皮膚超過1.5公分，就表示脂肪過多。

4. 腰部 標準數值參考：

❶**標準數值**：與身高相對「腰圍」
➡ 男性身高公分×0.48　**女性身高公分×0.38**

❷**捏肉量法**：用食指與大拇指捏住腰側部位，若捏出來的脂肪加皮膚超過1.5公分，就表示脂肪過多。

5. 腹部 標準數值參考：

❶**標準數值**：與身高相對「腹圍」
➡ 男性身高公分×0.55　**女性身高公分×0.45**

❷**平躺測量**：仰躺床上，以肚臍為中心放一把尺，只要尺沒有平貼在肚皮上，就是脂肪過多導致腹部凸出。

6. 臀部 標準數值參考：

❶**標準數值**：與身高相對「臀圍」
➡ 男性身高公分×0.65　**女性身高公分×0.55**

❷**腰臀比例：腰圍÷臀圍＝0.7：1**
若男性數值大於0.9、女性數值大於0.8，則表示腰圍太粗。

7. 大腿 標準數值參考：

❶**標準數值**：身高相對標準「大腿圍」➡ **身高公分×0.3**

❷**國人平均腿圍**：女性約53公分，男性約60公分。

Check 3

你為什麼會「胖」？

「胖神」上身，都跟這3個現象有關！

注意！ 致胖3大關鍵因素，一定要擺脫！

1. 吸收多 ↓ 營養過剩

我們每天都須從各種食物當中攝取足以維持身體運作與活動的營養素，但若吃得太多、飲食時間不對，都會在體內造成負面累積，形成機能負擔。

2. 消耗少 ↓ 脂肪囤積

無論是「勞動」還是「運動」，如果消耗量小於攝取量，多餘的營養無法被身體吸收，那麼，除了透過排泄功能帶走部分廢物，最後，就會形成脂肪、累積在體內。

3. 代謝差 ↓ 不利減重

身體進行新陳代謝作用時，需要一定的能量，這也是熱量消耗的主因，所以，代謝率低的話，不但排毒不易、易生病變，而且不利減重，未來體重增加的機會也比別人大。

必讀！ 你了解自己每天需要多少「熱量」嗎？

若以營養學的角度觀之，前述三大現象可歸諸於「所攝取熱量」大於「所消耗熱量」，所以導致肥胖。只是，我們又該如何來估算自己每天所需要的熱量呢？

首先，你必須知道，我們每天之所以需要攝取熱量，就是為了進行兩大動作：

1. 基礎代謝：就是「不自主活動」，例如呼吸、心跳、氧氣運送、腺體分泌……等身體內部運作。
2. 身體活動：就是「自主活動」，例如運動、工作等。

也因此，我們所攝取的熱量，也分為兩大類：

1. **基礎代謝熱量**：指的就是一個人在靜態情況下、維持生命所需的最低熱量消耗數，一日約1200卡。
2. **身體活動熱量**：指的則是每日工作、勞動所消耗的熱量，依照輕度、中度、重度之不同，約在500卡～1500卡之間。

而每個人依照自己體重狀況標準與否（參照第52～59頁「自我檢測肥胖狀況」單元），即可依下列公式算出自己一日所需的熱量。

熱量攝取公式算法

體重正常者：
每天應攝取熱量＝（基礎代謝熱量１２００卡＋身體活動熱量Ｎ卡）

體重超重者：
每天應攝取熱量＜（基礎代謝熱量１２００卡＋身體活動熱量Ｎ卡）
但最低限度不能少於身體進行基礎代謝所需的熱量１２００卡。

請注意，可別因為要減輕體重，就以為攝取的熱量愈少愈好，因為人體有自動保護的功能，當一天所攝取的熱量少於基礎代謝所需時，身體就會自動降低基礎代謝率，致使減重效果反而變差。更糟糕的是，一旦恢復正常飲食，還會胖得更快，造成所謂的「迴力球」效應。所以，**進行減重計畫時，每天應攝取的熱量，建議只要比消耗熱量減少約500卡即可**，這樣一來，一個月便可減少1500卡的攝取，約可減去2公斤左右的體重。此外，由於「**基礎代謝熱量」與我們體內的「基礎代謝值（BMR）」相關，所以，會隨年齡、性別、身高、體重的不同而有所差異**。一般來說，過了25歲就會開始下降，而且平均每十年下降5～10%——換句話說，**當我們50歲時，基礎代謝率就足足降低了15～30%**，這也正是為什麼步入中年之後，身材容易走樣的主要原因。為方便找出你的「每日應攝取熱量」，不妨利用左頁圖表進行對照查詢。

「每人每日應攝取熱量」速查表

（單位：卡路里＝kcal）

	年齡	性別	正常體重者每日攝取熱量	減重者每日攝取熱量
嬰幼兒期	0～5個月	男	550 Kcal	—
		女	500 Kcal	—
	6～8個月	男	650 Kcal	—
		女	600 Kcal	—
	9～11個月	男	700 Kcal	—
		女	650 Kcal	—
	1～2歲	男	1000 Kcal	—
		女	900 Kcal	—
	3～5歲	男	1300 Kcal	—
		女	1250 Kcal	—
小學期	6～7歲	男	1550 Kcal	1200 Kcal
		女	1450 Kcal	1200 Kcal
	8～9歲	男	1800 Kcal	1300 Kcal
		女	1700 Kcal	1200 Kcal
	10～11歲	男	2250 Kcal	1750 Kcal
		女	2000 Kcal	1500 Kcal
青少年期	12～14歲	男	2500 Kcal	2000 Kcal
		女	2250 Kcal	1750 Kcal
	15～18歲	男	2750 Kcal	2250 Kcal
		女	2250 Kcal	1750 Kcal
青年期	19～29歲	男	2650 Kcal	2150 Kcal
		女	1950 Kcal	1450 Kcal
中壯年期	30～45歲	男	2650 Kcal	2150 Kcal
		女	2000 Kcal	1500 Kcal
	46～49歲	男	2650 Kcal	2150 Kcal
		女	2000 Kcal	1500 Kcal
	50～65歲	男	2450 Kcal	1950 Kcal
		女	1950 Kcal	1450 Kcal
老年期	66～69歲	男	2450 Kcal	1950 Kcal
		女	1950 Kcal	1450 Kcal
	70歲以上	男	2200 Kcal	1700 Kcal
		女	1700 Kcal	1200 Kcal

速看！你是否具有「肥胖型」體質特徵？

根據國外權威專家研究指出，人類的體型依肌肉、骨骼、脂肪、身材等各項指數綜合評鑑的結果，大致可分為下列三大類：

❶ **肥胖型體質（內胚黏液型Endomorph）**、
❷ **運動型體質（中胚筋骨型Mesomorph）**、
❸ **消瘦型體質（外胚神經型Ectomorph）**，

而且各自具有不同的明顯特質。

「內胚型」具有發達、厚實的內臟功能，體態肥胖，個性開朗，也較外向，喜歡社交。「中胚型」則具有發達的肌肉系統，體型如運動員，身體功能強健，外在表現也較活躍、積極，顯得生氣勃勃。「外胚型」則具有發達的大腦機能，多半頭部較大，但體型瘦弱、缺乏肌肉，外表猶如仙風道骨的學者，並常表現出自制、嚴謹、有點社會退縮的性格——你屬於哪種體型？不妨對照下表，找出自己的體質與體態弱點，並參酌飲食建議，再搭配「生食」酵素減重法，藉由改善新陳代謝的功能，揮別惱人的「肥胖」困擾，瘦得有型有款又健康！

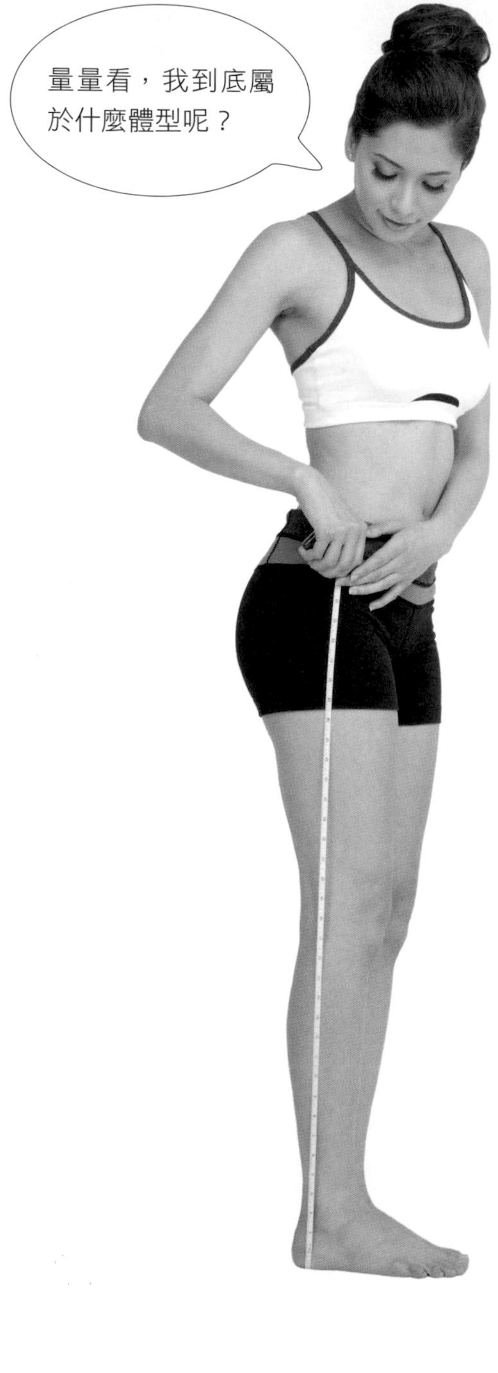

人體三大體型與飲食建議對照表

	消瘦型（外胚神經型Ectomorph）	運動型（中胚筋骨型Mesomorph）	肥胖型（內胚黏液型Endomorph）
體型特徵	● 整體骨架小，肩窄。 ● 四肢骨骼細長，腿部與身長比例差距較大。 ● 外型纖瘦。 ● 體脂肪較低，肌肉群較小或不明顯。	● 骨架粗大，肩部較寬。 ● 身體軀幹長，肩寬、背厚、胸飽滿。 ● 整體比例較勻稱。 ● 體脂肪低，肌肉纖維明顯。	● 骨架較大。 ● 體態肥胖。 ● 整體外觀略顯笨重。 ● 體脂肪偏高，肌肉不明顯。
體質特性	● 代謝率高。 ● 體重增加不易。 ● 肌肉成長遲緩。 ● 肌力較差，且增進不易。 ● 運動天賦條件較差。	● 基礎生理代謝率適中。 ● 體型結實，強壯有力。 ● 肌肉發展容易。 ● 肌力強，且力量增加較快。 ● 運動天賦較佳。	● 新陳代謝速率緩慢。 ● 體重容易上升，減肥較難。 ● 增加肌肉時，亦容易同時累積體脂肪。 ● 肌肉密度與強度較差，鍛鍊不易。
健康飲食建議	● 每日醣類之需求比例約為總熱量之50%以上。 ● 每日蛋白質需求量為每公斤體重3.3至4.4公克，約佔總熱量30%。 ● 每日脂肪攝取量約為總熱量20%。 ● 每日應補充優質維他命及礦物質。 ● 每日應攝取水份約2000c.c.。 ● 以少量多餐為原則，每餐間隔約3小時。	● 醣類之需求比例約為總熱量之60%以上。 ● 每日蛋白質需求量為每公斤體重約2.2公克，約佔總熱量25%。 ● 每日脂肪攝取量約佔總熱量15%。 ● 每日應攝取水分約2500c.c.。 ● 每日應補充優質維他命及礦物質。 ● 忌空腹運動，運動前須酌量攝取高醣。	● 每日醣類需求比例約為總熱量之60%以上，且以複合性碳水化合物為主。 ● 每日蛋白質需求量為每公斤體重約1.54公克，約佔總熱量25%。 ● 每日脂肪攝取量約佔總熱量15%，須嚴格控制。 ● 每日宜補充優質維他命及礦物質，且應提高纖維素攝取量。 ● 每日應攝取水分約2500c.c.。 ● 避免食用高脂食品，應採低熱量或高耗能飲食，且以高纖食品為佳。 ● 避免晚餐或宵夜攝入過多碳水化合物。

PART 4
【實踐篇】

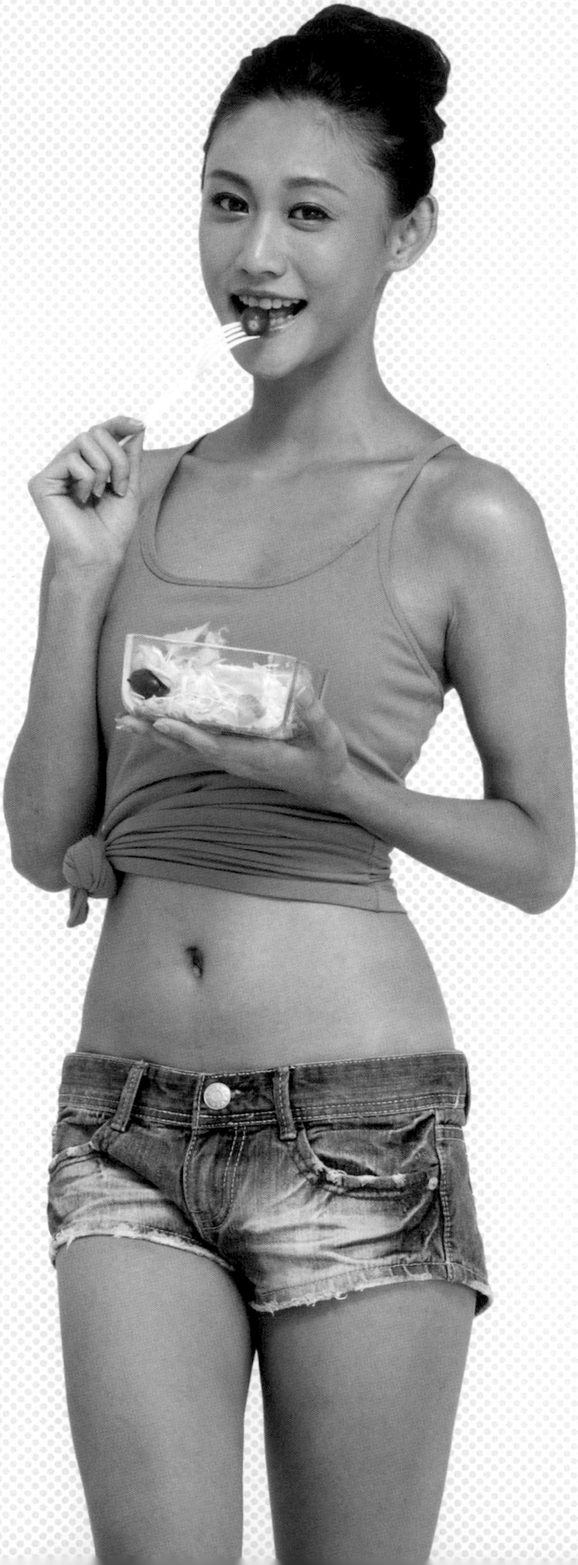

讓你快速看到
瘦身效果的3大類「天然酵素飲食」！

——56道營養均衡、酵素量超高的減重料理！

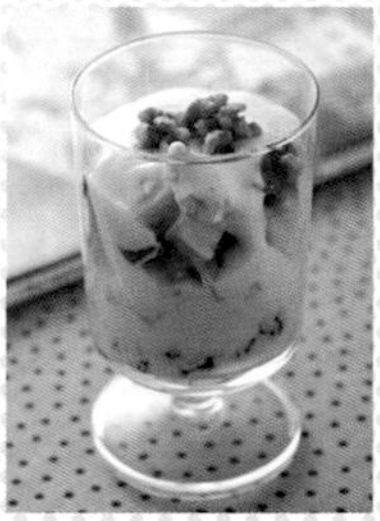

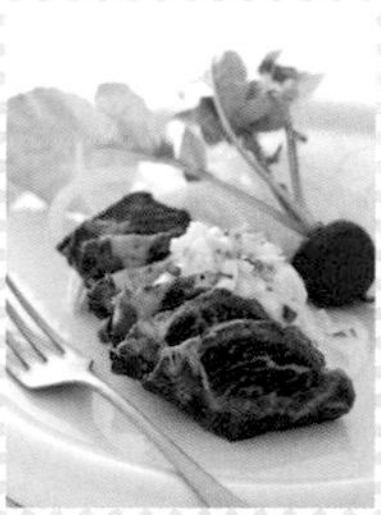

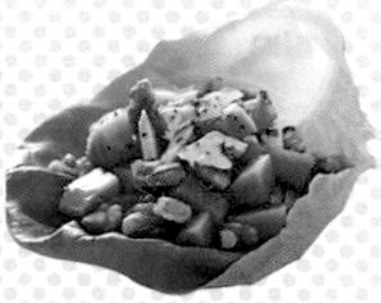

有酵飲食 1
好吃又好喝的水果瘦身餐

哪些水果含有大量酵素？

只要是生的食物，都含有身體所需要的各種酵素，包括可分解蛋白質、醣類、脂肪三大營養素的「分解酵素」，以及「抗氧化酵素」等其他酵素，如果可以選擇酵素含量較多的食材來吃，不但可以提高減肥的效率，還能改善身體的狀況。以水果為例，木瓜、鳳梨、奇異果和香蕉，都含有大量酵素，但因種類不同，對於身體所能提供的幫助也不一樣。

不同酵素，可滿足不同分解需求

其實食物酵素最重要的作用，就是進入身體後可幫助促進消化的運作，而依其所能分解的營養素之不同，主要又可分為下面這三大類酵素：

1. 蛋白酶（Protease）：即「蛋白質分解酵素」，它能將魚肉蛋奶豆類等將食物當中的蛋白質，加以分解成小分子的胺基酸，方便我們的身體進行吸收、重組。雖然蛋白質是人體必需的營養素，但若無法消化完全，就會造成腸胃負擔、導致代謝減緩。

2. 澱粉酶（Amylase）：即「澱粉酵素」，它可以將「澱粉」分解成「糖」，形成身體的主要能量來源。澱粉酶在體內是由唾液腺或胰臟所分泌，當我們咀嚼米飯後會發現慢慢變甜，就是因為唾液中所含澱粉酶的作用。倘若可以從食物中加以補充，不但能節約體內的消化酵素，還能提升胃腸運作。例如應酬吃喝過度、因消化不良而造成胃中食物堆積時，只要攝取這類酵素，便可有效緩解不適。

3. 解脂酶（Lipase）：即「解脂酵素」，它能分解脂肪、製造可作為肌肉能量來源的脂肪酸和甘油。解脂酵素通常存在於體內的胰液和血液中，如果從食品中補充，即可幫助分解食物中的脂肪，減輕胃腸、膽囊、肝臟、胰臟的負擔。此外，解脂酵素也具有配合身體需要、讓內臟脂肪和皮下脂肪進行燃燒的功能。

4種水果，含有大量分解酵素

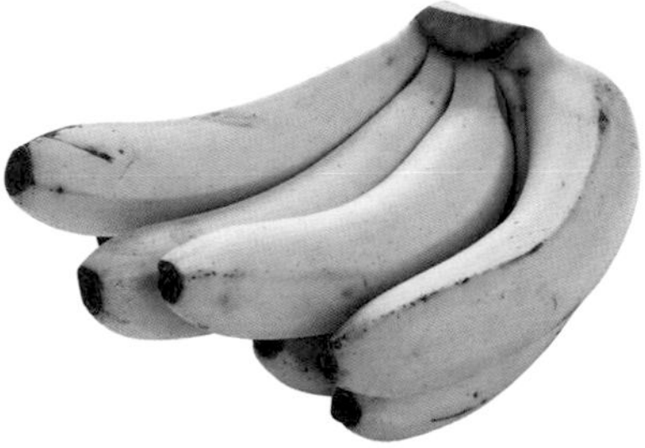

❷香蕉

香蕉之所以能幫助消化，除了含有**澱粉酶**外，還含有**麥芽糖酵素、蔗糖酵素**等各種消化酵素。並含豐富的鉀，有助於水分代謝。

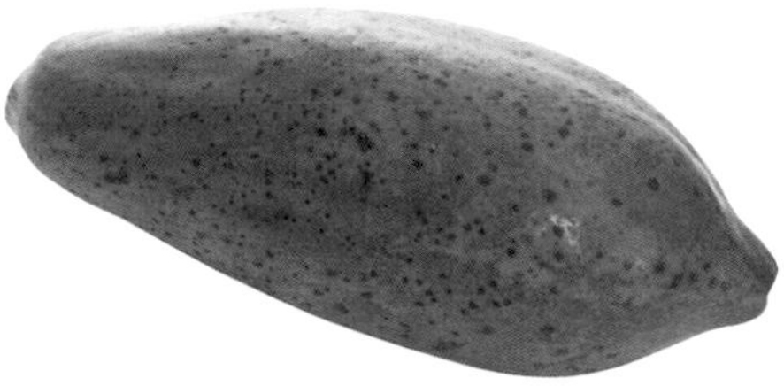

❶木瓜

尚未成熟的青木瓜甜度雖然不足，但在果肉及葉子中皆含有豐富的**木瓜蛋白酶（Papain）**和維生素C，不僅可以促進消化，還能有助於分解肌肉中的乳酸，所以，能減輕因過度運動或勞動後身體累積乳酸過多而產生的疲勞，並可進一步預防體脂肪的囤積。

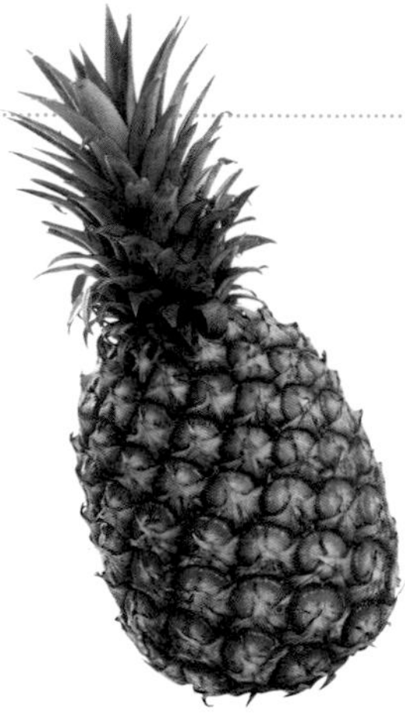

❹鳳梨

除了含有大量可將食物纖維和糖分轉化成能量的維生素B1，其果肉及葉子中也擁有可分解蛋白質的消化酵素。由於**鳳梨酵素（Bromelain）**能讓肉質變軟，很適合在料理肉類食品時直接加入生的鳳梨，兼具促進消化和口感提升的功效。此外，鳳梨酵素具有抗發炎、增加免疫力及溶解血栓等三大功能，因此，多吃鳳梨除了養顏纖體，還能有助於健康防護。

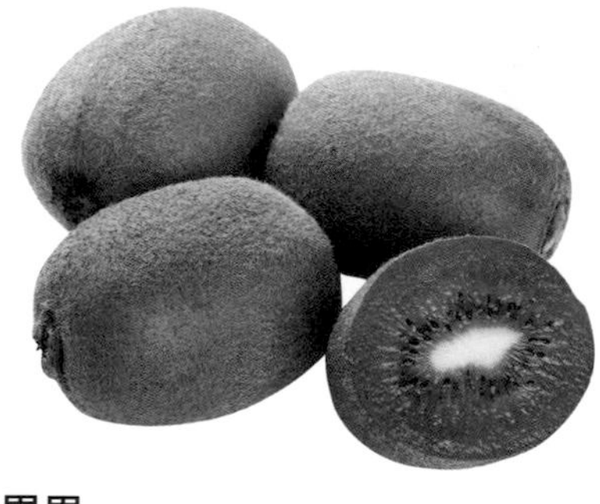

❸奇異果

含有大量維生素C和具高度抗氧化效果的多酚（Polyphenol），不僅是美容養顏的最佳選擇，也因為含有獨特的**含硫蛋白分解酶（Actinidin）**，具有強大促進消化的效果，且綠色奇異果的含量較黃色奇異果高很多，成熟度越高含量也會提高，絕對是搭配肉類食品的最佳選擇。此外，奇異果的食物纖維和醣類可以幫助腸內益菌的增殖，發揮足以媲美乳酸菌的整腸效果。

除了酵素，水果還有好多營養！

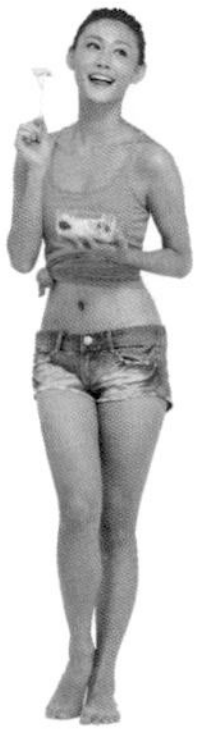

新鮮水果當中，除了酵素之外，並含有各種維生素、礦物質及部分醣類，特別是維生素C——人體所需的維生素C有高達90%皆攝取自水果及蔬菜，但由於它溶於水、不耐熱且易受氧化破壞，若長時間高溫烹煮，就會使得蔬果中的維生素C損失，加上台灣人的飲食習慣又偏愛熟食蔬菜，所以，我們必須仰賴水果做為獲得維生素C的最主要來源。而除了維生素C之外，水果裡更具有胡蘿蔔素、花青素、果膠、纖維質……等。接下來，就來看看我們常吃的水果裡面，究竟富含什麼樣特殊的營養價值？

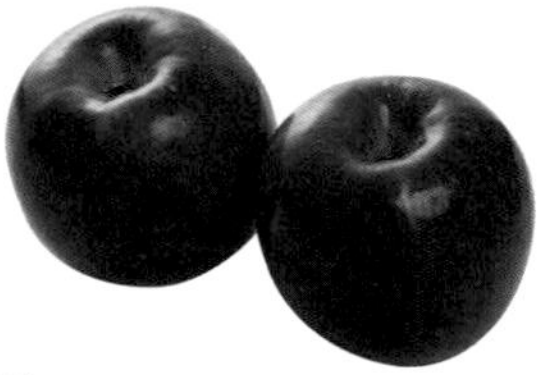

❶ 蘋果

含有鉀，可調節體內的血壓和鈉的排泄，有效改善浮腫；含食物纖維果膠，可包裹膽固醇等物質排出體外，並可刺激腸內蠕動、消除便秘；富含抗氧化劑，有助提高維生素C的活性，從而降低結腸癌、心臟病和中風的發病率。

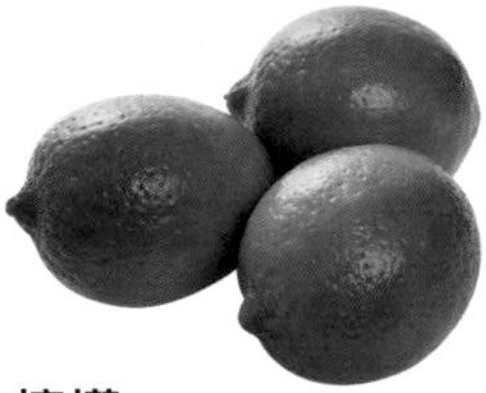

❷ 檸檬

富含維生素C，並含檸檬酸，可恢復疲勞、活化能量代謝機制，並可防止老廢物質的堆積。

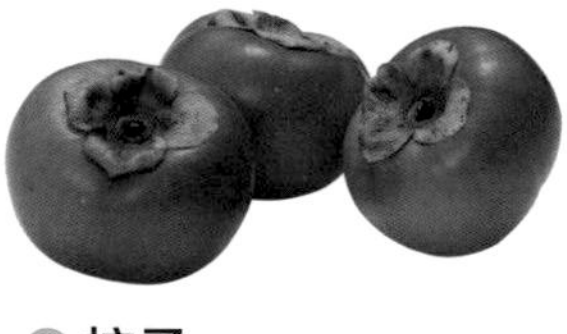

❸ 柿子

含丹寧，可協助將血液中的酒精成分排出體外。也因含鉀，具利尿作用，特別適合在宿醉後的隔天早上食用。

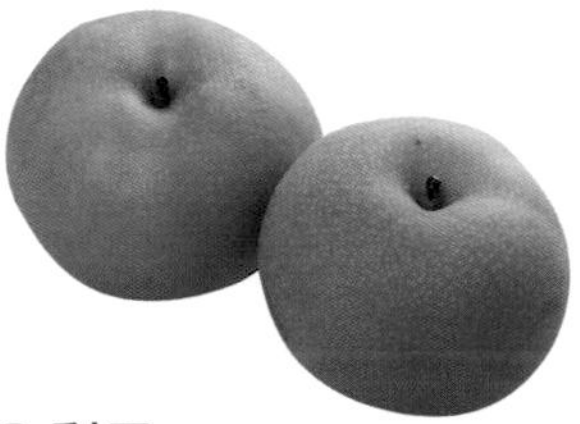

❹ 梨子

富含食物纖維，可促進腸內乳酸菌增加，讓腸的運作恢復正常。

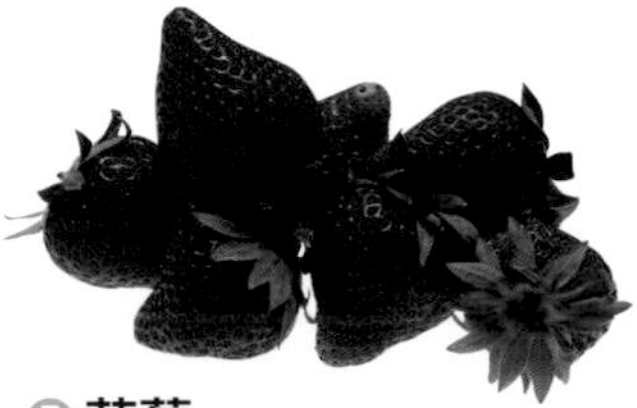

❺ 草莓

含有超強抗氧化力，可降低癌症、血栓和自由基的侵害，並含大量維生素C，只要吃上5～6顆，就可滿足一天的維生素C所需。

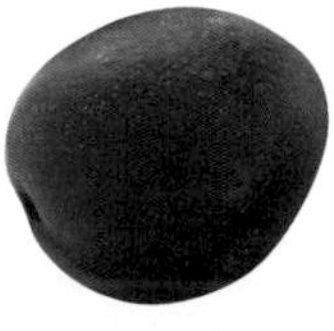

❻ 芒果

含胡蘿蔔素，具有抗氧化作用，可有效預防老化。亦含類黃酮色素，可抑制活性氧，維持血管的健康。

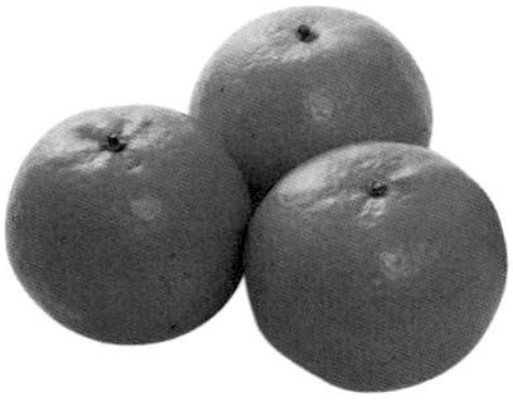

⑦橘子

含有β-隱黃質(beta-cryptoxanthin)，屬於黃色色素的一種，可保護細胞免受致癌物質傷害。並含維生素C，具抗感冒、降膽固醇，預防腎結石、降低結腸癌風險之效。

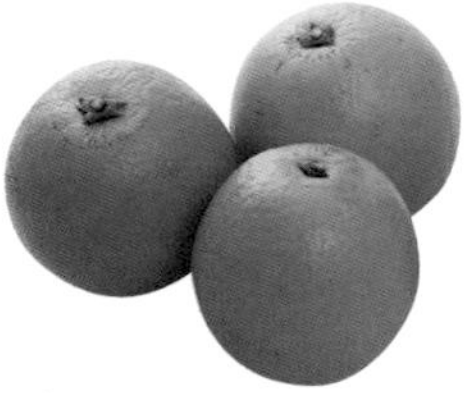

⑧柳橙

富含維生素C，並含維生素B1可幫助醣類將轉化成能量，提升體力。

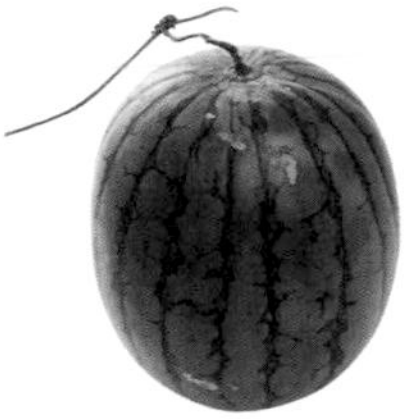

⑨西瓜

含大量穀胱甘肽，能強化免疫系統；並含茄紅素、抗氧化劑、維生素C、維生素A及鉀等，能維持視覺正常機能、提供身體表面及黏膜上皮細胞的健康所需。

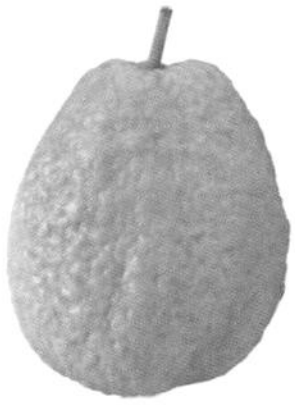

⑩芭樂

含有高纖維，能治便秘。維生素C含量高，食入100克即可滿足當一天維生素C所需。此外，含有類黃酮素，對攝取糖分及鹽分有所限制者很有幫助，並能養顏美容增加肌膚彈性。

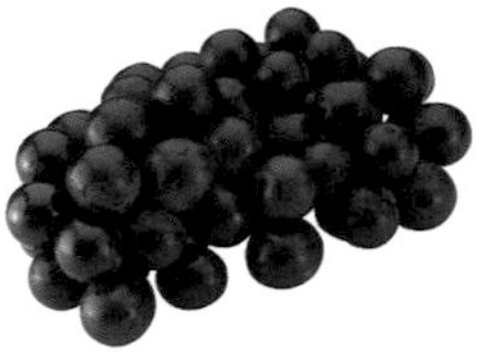

⑪葡萄

含葡萄胺基酸，能達到提升腦部活力的功效；維生素B12，對惡性貧血有益，並提高人體機能性作用；天然聚合苯酚，能與細菌及病毒中的蛋白質化合，使失去傳染疾病能力。另外還有酒石酸，使葡萄在胃酸中消化後進入腸道、能吸附造成便秘、癌細胞的有害物質，並排出體外，再搭配其中的食物纖維，更可發揮整腸作用。

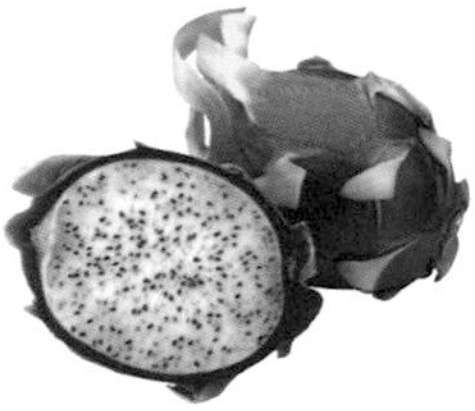

⑫火龍果

含有豐富的鈣、磷、鐵等礦物質和維他命族群，另外有一般植物少有的植物性蛋白、花青素和高量的水溶性膳食纖維，具抗氧化、抗自由基和抗衰老的作用，也能提高對腦細胞病變的預防。

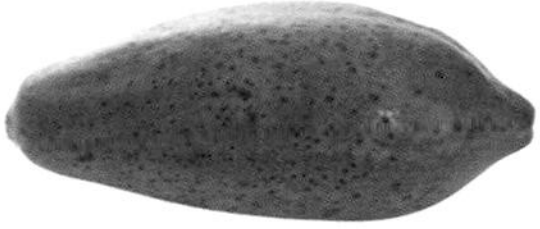

⑬木瓜

富含胡蘿蔔素，有益眼睛之保養。此外，含有豐富維生素C，有助養顏美容、修復細胞。

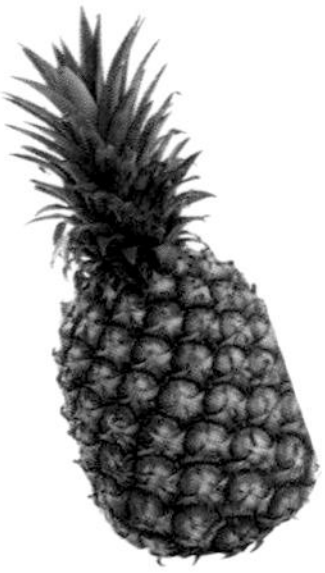

⑭鳳梨

含有大量可將食物纖維和糖分轉化成能量的維生素B1，對減肥相當有效。

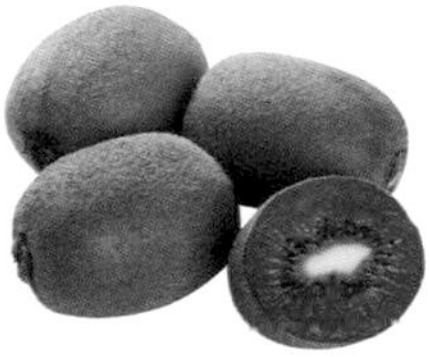

⑮奇異果

富含鉀、鎂、維生素E和纖維質；同時維生素C含量是橘子的兩倍，並具有高度抗氧化效果的多酚。

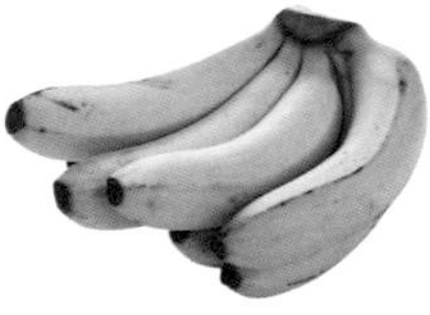

⑯香蕉

除含澱粉酶等各種消化酵素，同時含有大量可以提高水分代謝的鉀。

水果應該怎麼吃最有「酵」？

1. 選法 當令當季，養份最高

買水果，千萬別以為「貴就是好」！挑選水果，應以「當季盛產」為原則，因為植物生長有其週期性和季節性，不同時節所孕育出來的水果，也絕對是最適合該季食用。例如**春天是「解毒」的季節**，而此時盛產的**草莓、奇異果含有豐富的維生素C，可幫助修復細胞**，即是一種解毒作用。**夏天屬於「補充」的季節，產量最多的西瓜、哈密瓜、番茄等，都含有大量的鉀，可補充人體隨著汗水而流失的礦物質。秋天是「儲存」的季節**，可藉著正值採收的**蘋果、柚子、木瓜**來補充葡萄糖等能量。**冬天是「防禦」的季節**，而**柳橙、柑橘**等水果，因**富含胡蘿蔔素和各種維他命等重要元素**，可說對是提升免疫力的最佳選擇。此外，也有科學家發現，若蔬果以溫室或改良品種的方式在不屬於它的季節生產，那麼，不但在口味、甜度上會有所差別，更重要的是，當中的營養含量也會大幅降低。這也意味著，如果我們吃下非當季的水果，身體所獲得的，頂多是纖維質的補充，其實並無太多營養素和酵素可吸收。

2. 時間 早餐時段，在飯前吃

依據「三・八體循環」的觀念（參閱第32頁），由於清晨4點到中午12點是「排泄階段」，而酵素又對排除老廢物質有極大貢獻，所以，**早餐最好能以水果為主**，尤其是含豐富酵素的水果，因為**這樣能讓水果中的酵素發揮最佳功效**。

此外，美國抗癌專家斯蒂文博士亦於最近發表言論提醒：**「千萬別在飯後吃水果，一定要空腹吃鮮果！」**為什麼呢？因為當我們吃下東西後，所有食物都會在胃中發酵，如果在用餐後才吃水果，那麼，一接觸到胃裡腐敗的食物，水果也就跟著變酸了。同時，只要空腹吃水果，即便是像橘子、檸檬這類味道很酸的水果，到了身體之後，都會變成鹼性。也因此，**只要正確掌握吃的時間，水果就能大大發揮幫助身體排毒、提供身體能量、協助消脂減肥、以及參與生化活動的作用**。

3. 吃法 不要削皮，營養完整

一般人吃水果多會把皮削掉，但事實上，水果皮大多是鹼性的，有些水果最好連皮一起吃，因為**果皮當中所含的營養素，甚至比果肉還多**！例如蘋果、葡萄、蜜棗、藍莓等深色水果的外皮，即具有豐富的水果多酚，除有助防止紫外線侵擾，還能預防心血管疾病。另外，西瓜最有營養的部分，就是外皮與果肉之間的那層白色皮層。其實這層白色的西瓜皮內層，不但含有番茄素、葡萄糖、蘋果酸、果糖、蛋白胺基酸，並具有更豐富的維生素C等營養物質，對於促進新陳代謝、減少膽固醇囤積，乃至於軟化擴張血管、對抗壞血病等，都極具功效。

不過，要注意的是，由於水果生長過程中可能施打農藥，運輸過程中也可能為了保鮮而添加防腐劑，或在上架前進行上蠟以便讓賣相更佳，所以，**買回後，應以大量清水洗淨**，避免吃的時候把殘留在水果皮上有毒物質一併吃下肚！此外，**水果在削皮或剝開後，必須儘快食用，就算打成果汁，也要立即飲用，千萬不要一冰再冰，以免氧化、造成營養流失。**

4. 份量 每天三種，每種一份

根據蘇格蘭最新研究發現，一般人只要增加蔬果量攝取，**每天吃足至少5份蔬菜水果**，六個星期之後，不但皮膚會散發自然光澤，氣色也會看起來明顯變好；而國內營養師甚至建議，**女性每天應該吃到7份，男性應該吃到9份**，因為蔬果裡頭含有多種抗氧化成分，能中和抽菸、輻射，以及身體每日活動所產生的危險分子，即所謂的「自由基」，使它們無法攻擊健康的細胞，並對美容養顏、抗病防老極具功效。但須注意的是，**應盡量從七色食物群中進行選擇**，例如紫葡萄、黃木瓜等，而且，**水果所佔的比例也不應過半**，免得熱量太高。而所謂「**一份」水果**，以熱量來說即60大卡，約等於**一個拳頭大小**的一個，或切塊後一**飯碗**的量。可參考下表以便對照：

42種常見水果每日攝取份量對照表

水果名稱		體積	份量	攝取量
01	鳳梨	大型	1份＝	1/10個
02	木瓜			1/6個
03	小玉西瓜			1/6個
04	哈密瓜			1/6個
05	榴槤			1/4個
06	芒果			1/4個
07	釋迦			2/5個
08	世紀梨			2/5個
09	葡萄柚			2/5個
10	香蕉	中型	1份＝	1/2個
11	百香果			1/2個
12	橫山梨			1/2個
13	柚子			1/2個
14	美濃瓜			1/2個
15	泰國芭樂			1/2個
16	椪柑			1/2個
17	紅柿	小型	1份＝	1個
18	蘋果			1個
19	柑橘			1個
20	奇異果			1個
21	海梨			1個
22	玫瑰桃			1個
23	加州李			1個
24	桃子			1個
25	柳丁			1個
26	香吉士			1個
27	水蜜桃			1個
28	土芭樂			1個
29	西洋梨			1個
30	楊桃			1個
31	檸檬			1個
32	水梨			1個
33	棗子	顆粒	1份＝	2個
34	蓮霧			2個
35	李子			4個
36	荔枝			5個
37	山竹			5個
38	櫻桃			9個
39	草莓			9個
40	龍眼			13個
41	葡萄			13個
42	聖女番茄			23個

（資料來源：董氏基金會營養教育資訊網）

最適合早餐喝的12種果汁食譜

空腹吃水果最好，而一杯搭配完整、新鮮現榨的果汁，不但含有豐富的食物酵素，還能連同維他命和礦物質的力量，在早晨為你的身體加油！此外，水果中豐富的食物纖維，更可以在不造成消化負擔的情況下，為腹部進行掃除，可說是是最適合清晨4點～12點（身體排泄時段）飲用的絕佳飲料！

自製超美味酵素果汁的秘訣，就是這4種果菜！

自製蔬果汁，最簡便的方法就是使用榨汁機或果汁器；至於要能讓每次打出來的果汁都好喝的關鍵訣竅，就在於利用蘋果、香蕉、胡蘿蔔和檸檬——只要加入這4種果菜當中的一種，就能讓果汁產生奇妙的好滋味，就算連高麗菜、荷蘭芹等葉菜類一起打，也不會留下澀味或菜腥味，所以，家裡最好隨時備有這4種果菜。

隨手利用家中食材，讓果汁喝起來更有變化！

如果想讓果汁的味道來點變化，只要利用手邊現有的材料，就能天天享受不同風味的健康早餐，例如，在果汁中打入豆奶、優格、天然椰奶，或是加進一些蜂蜜、可可亞，或是穀片、黃豆粉等，尤其，黃豆粉對女性特別好，因為由整顆大豆磨成的黃豆粉含有豐富的異黃酮（Isoflavones），不但能調整女性荷爾蒙，對生理期不順或更年期障礙也非常有幫助！

讓果汁天天都好喝的4大幫手

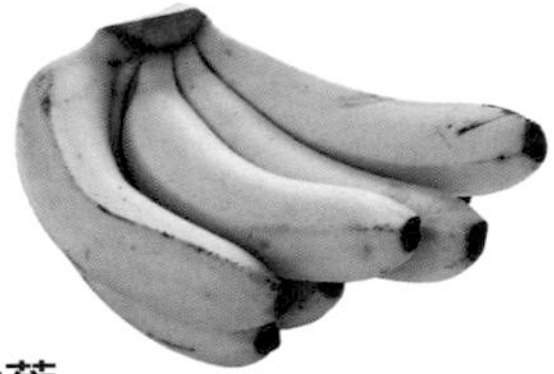

香蕉

提供濃郁的甜味，並具香氣與飽足感。

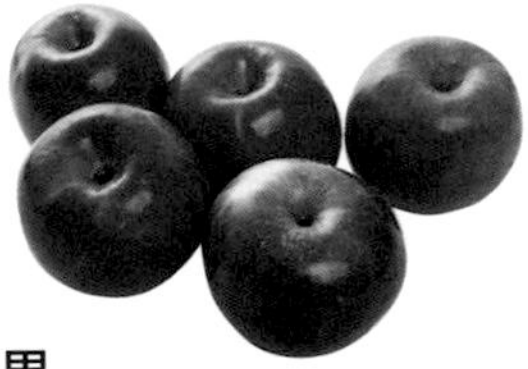

蘋果

具有清爽的甜味，並帶微酸，味道層次豐富。

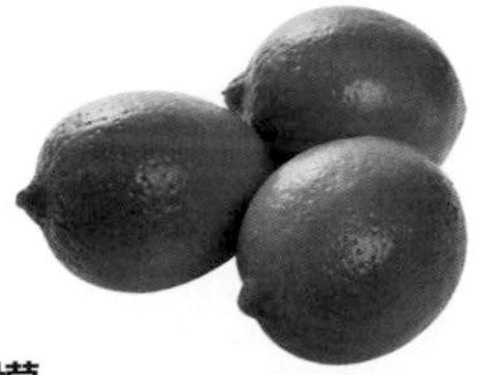

檸檬

提供足夠的酸味來調和果汁的甜度，並能延緩果汁氧化。

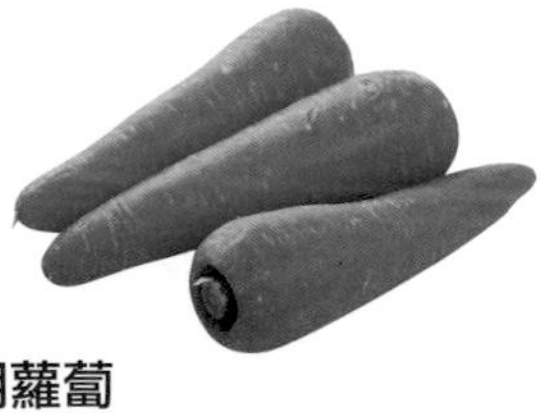

胡蘿蔔

可以製造淡淡的甜味，並有獨特的香氣與色澤。

有酵果汁01

香蕉蘋果胡蘿蔔汁

將富含酵素的香蕉、不削皮的蘋果、胡蘿蔔及少許檸檬汁放入果汁機中，就能打出一杯風味絕佳的「蔬果昔」（Smoothie）。蘋果務必洗淨，並整顆連皮一起使用，才能有效補充多酚和纖維質。

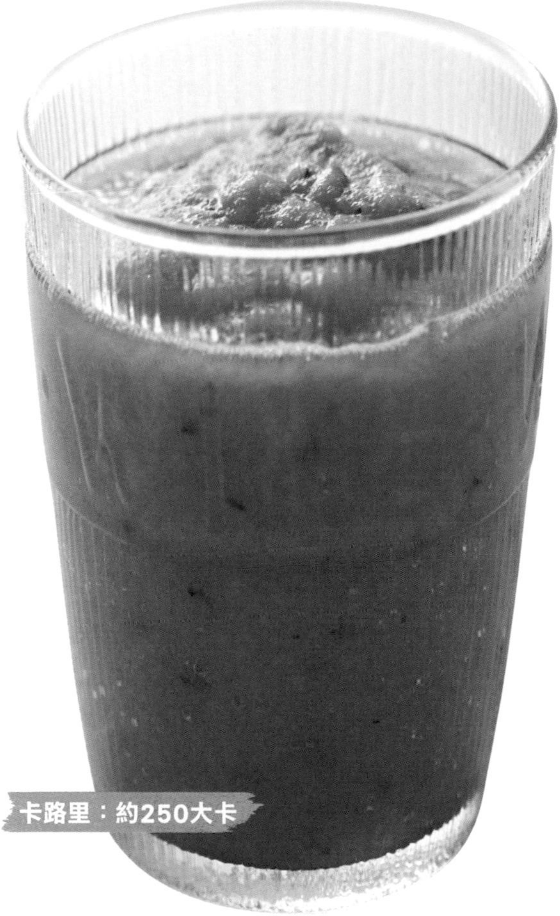

材　料（1杯份）

香蕉	1/2條
蘋果	1/4個
胡蘿蔔	1/8條
檸檬汁	1/4個
冰塊	適量

作　法

❶香蕉剝皮，切成2～3公分的小段。
❷將洗淨後的蘋果去芯，但不去皮，切成小塊。
❸胡蘿蔔洗淨後，切成跟蘋果差不多大小。
❹將香蕉、蘋果、胡蘿蔔與檸檬汁同時放入果汁機中，再加入冰塊攪拌至完全均勻即可。

營養要角

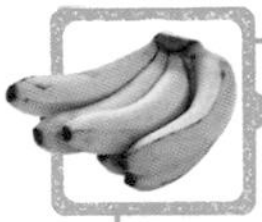

香蕉

香蕉不但含有澱粉酶、麥芽醣酵素、蔗糖酵素等酵素，並富含纖維，能刺激腸胃蠕動、預防便秘。同時，也因含親醣蛋白質Lectin，能直接被腸道吸收，增強抗癌的免疫力。

有酵果汁 02

雙蔬果菜汁

很多人不喜歡蔬菜汁，因擔心菜葉的澀味和特殊的菜味難以下嚥，但這道果菜汁中加入香蕉和蘋果，不但營養滿點，滋味更是可口，天天喝一杯，絕對對身體有大大助益！

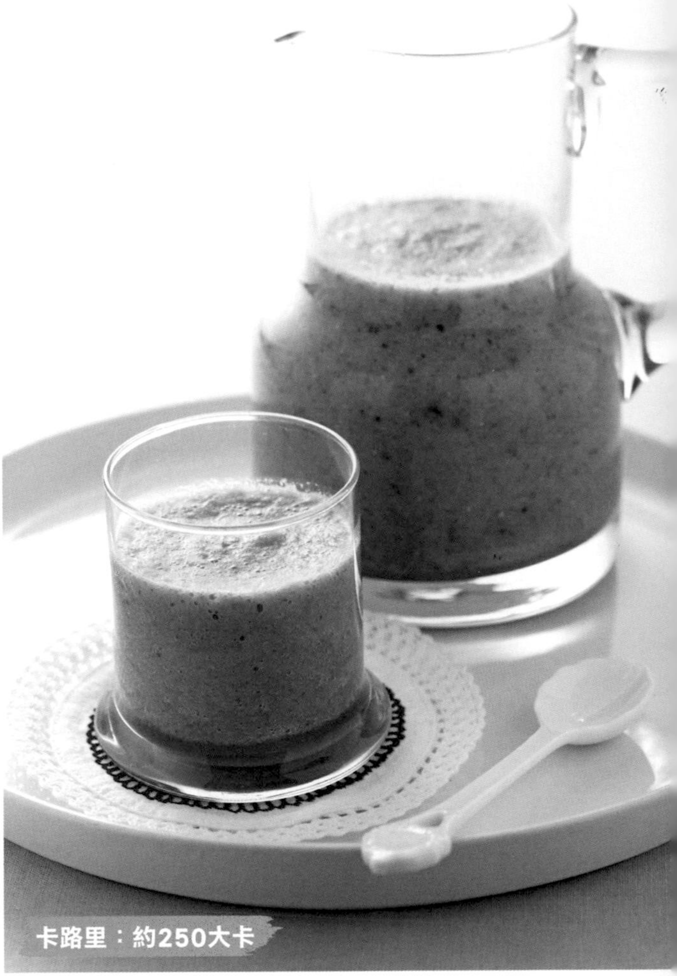

材　料（1杯份）

菠菜	1/4把
高麗菜	1片
香蕉	1/2條
蘋果	1/8個
水	1/8杯

作　法

1. 將洗淨的菠菜和高麗菜葉平均撕成適當大小。
2. 香蕉剝皮，切成每塊約2～3公分小段。
3. 將洗淨後的蘋果去芯，切成小塊。
4. 將前述材料和水同時放入果汁機中，攪拌均勻即完成。

營養要角

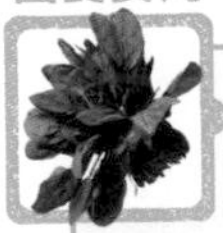

菠菜

菠菜屬黃綠色蔬菜，因含有大量β胡蘿蔔素，可防止活性氧功能，阻止細胞癌化、分裂和繁殖，使免疫細胞增強、抑制癌細胞生長。此外，還能降低血液中的膽固醇，將多餘膽固醇在腸內轉換成糞脂醇排出體外，使血管彈性維持良好；而大量的鐵質和葉酸，則可改善及預防貧血。

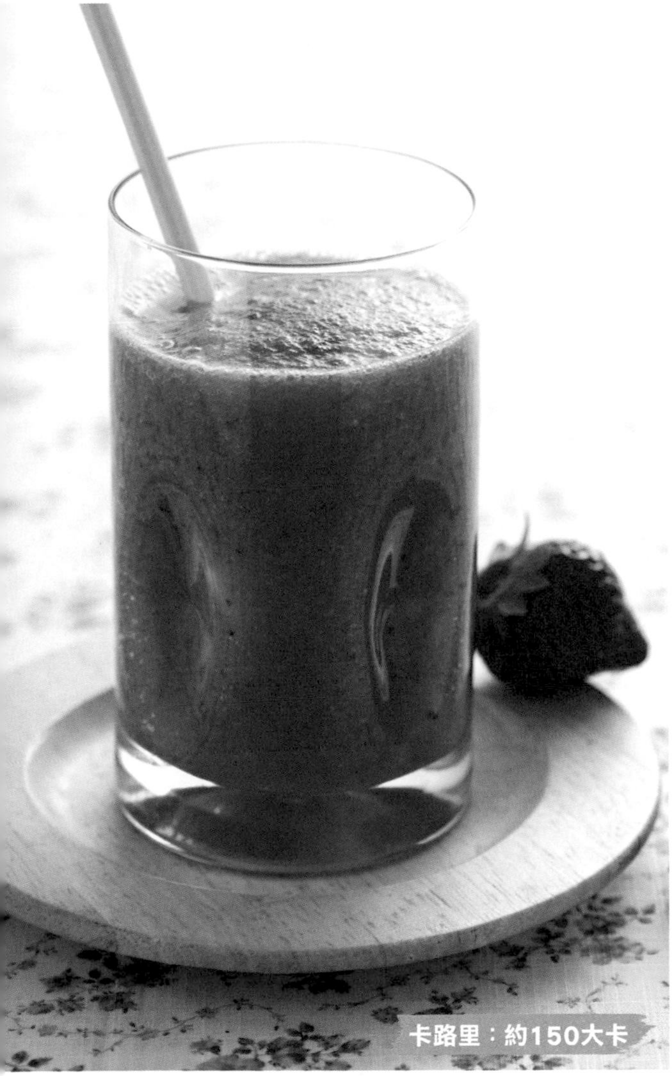

有酵果汁03

四季紅蔬果汁

這杯顏色漂亮的果菜汁，選用了四種紅色的蔬果：胡蘿蔔、番茄、草莓、蘋果，新鮮甘甜，再加上一點檸檬汁提味，讓人一早醒來，就能從視覺到味覺都獲得最大的滿足！

材　料（1杯份）

胡蘿蔔	1/4條
番茄	1/4個
蘋果	1/8個
草莓	2個
檸檬汁	1/4個
水	1/8杯

作　法

❶將胡蘿蔔洗淨後，切成大小均勻的塊狀。
❷番茄洗淨、去蒂，連皮一起切塊。
❸蘋果洗淨、去芯，切成小塊。
❹草莓洗淨後去蒂。
❺將前述步驟中的蔬果材料、檸檬汁和水同時放入果汁機中，攪打均勻即可。

營養要角

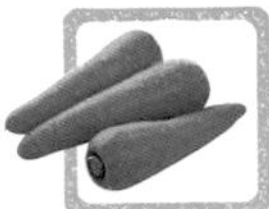

胡蘿蔔

胡蘿蔔中富含的維生素A、C、E、及β胡蘿蔔素、茄紅素等，都是相當良好的抗氧化劑，具有調節免疫系統的功能。而大量β胡蘿蔔素在人體中轉化為維生素A，再加上胡蘿蔔原本就擁有的維生素A，能增強上皮組織的完整與生長，促進膠原細胞的合成、讓皮膚水嫩漂亮、常保青春。

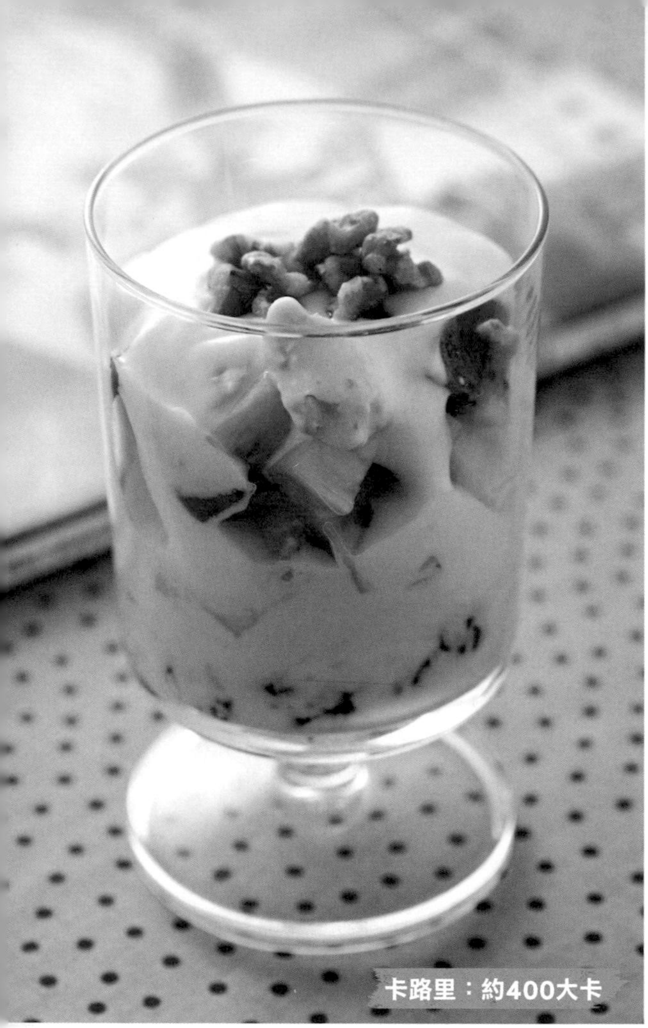

雜果起司帕菲

天然起司、乾果、堅果與都是對身體有幫助的「好食物」！這道帶有異國風味的霜狀甜品除採用新鮮葡萄、鳳梨、與奇異果，並加入藍白乳酪（Fromage blanc）、優格，以及乾果類的葡萄乾及堅果類的核桃，最後再淋上一點點帶苦味的蘭姆酒，營養價值高之外，還非常具有「成人風」！

材　料（1杯份）

核桃	10公克
葡萄乾	10公克
蘭姆酒	1/2大匙
藍白乳酪	50公克
原味優格	40公克
蜂蜜	適量
葡萄	5個
鳳梨	1/8個
奇異果	1/2個

作　法

❶ 乾核桃粗切成塊，和葡萄乾一起泡在藍姆酒中。
❷ 將藍白乳酪和優格放入大碗中，並加入蜂蜜調合。
❸ 葡萄洗淨去皮、去籽；鳳梨和奇異果去皮切塊。
❹ 將泡過酒的葡萄乾與步驟❷及步驟❸的材料放入玻璃杯中，最後再淋上步驟❶的核桃及蘭姆酒即可。

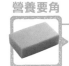

營養要角

起司

起司擁有非常高的蛋白質，但它比牛奶容易消化，而且還能促進腸內的鈣離子吸收，加上成分當中所含的鈣濃度比鮮奶高出7～8倍，所以對牙齒、骨骼的保健極具助益。此外，起司在形成的過程中因為經過凝乳作用，所以大幅降低了鮮奶當中原有的乳糖成分，也因此，對牛奶過敏的「乳糖不耐症」者，也能充分享受起司的美味與營養！

有酵果汁 05

奇異果蘋果汁

奇異果、蘋果和荷蘭芹都是纖維素高、熱量低的食材，加上富含維生素C與大量礦物質，除對減重有良好效果，還能幫助排泄、提高身體的解毒功能，可說是好喝又健康的美顏美體飲品。

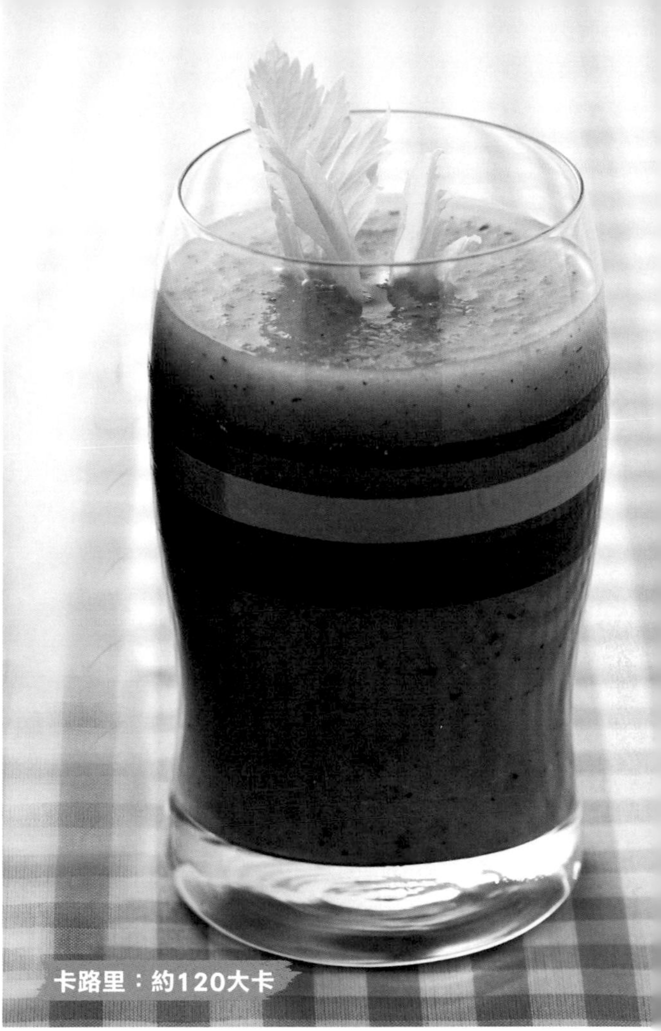

材　料（1杯份）

奇異果	1/2個
蘋果	1/4個
荷蘭芹葉子	2片
冰塊	適量

作　法

1. 奇異果對切後，用湯匙挖出大塊果肉備用。
2. 蘋果洗淨、去芯，切成塊狀。
3. 將處理好的奇異果、蘋果，與荷蘭芹葉、冰塊同時放入果汁機中，攪打均勻即可。

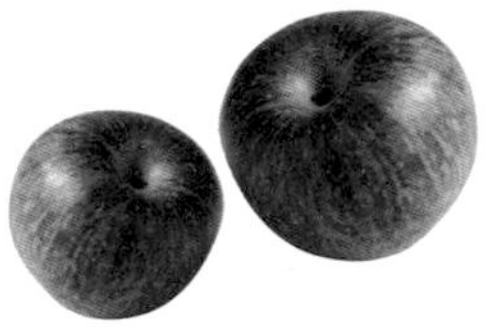

營養要角

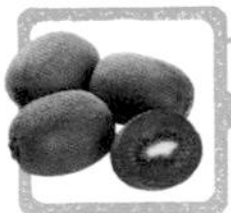

奇異果

有「水果之王」美稱，除含豐富維生素 A 、C 、E 、鉀、鎂、纖維素，更含有其他水果少見的葉酸、胡蘿蔔素、鈣、黃體素、胺基酸、天然肌醇。此外，也因含有寡糖、膳食纖維與含硫蛋白分解酶三種成分，可促進腸胃蠕動、改善腸道健康。每天吃一顆，對於抗氧化、降血壓、助排便，乃至於穩定情緒、改善睡眠品質，都有極佳效果！

有酵果汁 06

台灣三寶水果豆奶

香蕉、鳳梨、柳丁是台灣常見的水果，而且品質精良，甜味、香氣俱足，加入豆奶之後，這杯飲料的營養更為完整——除了大量維生素、礦物質，更增添了植物性蛋白及纖維質，適合各個年齡層飲用！

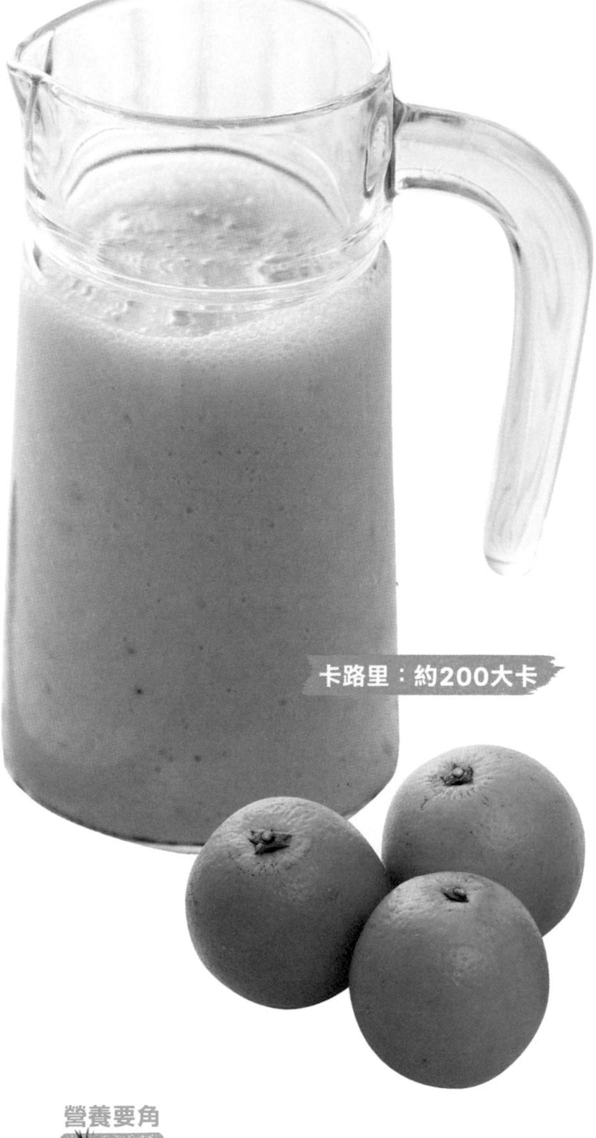

卡路里：約200大卡

材　料（1杯份）

鳳梨	1/8個
柳丁	1個
香蕉	1/6條
無糖豆漿	1/4杯

作　法

❶ 鳳梨削皮、切塊。
❷ 新鮮柳丁榨汁。
❸ 香蕉剝皮，取1/6備用。
❹ 將前述步驟材料與豆奶放入果汁機中，攪打均勻後即可。

營養要角

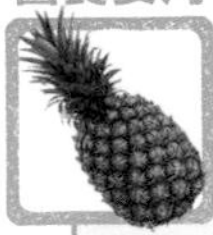

鳳梨

鳳梨屬黃色食物，含有維生素C、E、B1等抗氧化物質，可抑制活性氧產生，並修復因氧化而受傷或變異細胞。而鳳梨纖維當中的不溶性纖維素，可在腸道中吸收水分，使腸蠕動正常滑潤；另有水溶性食物纖維的果膠，可增加腸內益菌活動及排便順暢。此外，它還富含維生素B1，有助消除疲勞；也因具有大量的蛋白分解酵素，所以能促進肉類消化、增強代謝功能。

有酵果汁 07

蜜棗蘋果豆奶

乾燥的蜜棗具有豐富的礦物質和食物纖維，能消除疲勞；蘋果則因具有食物纖維和酵素，有預防便秘的功能。兩者調和而成的果汁，口感濃稠，更帶有芳醇的甜味。

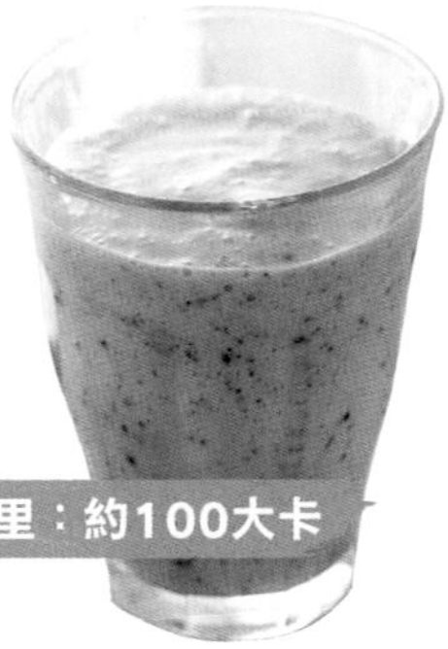

材　料（1杯份）

- 乾燥的蜜棗……1粒
- 蘋果……1/4個
- 無糖豆漿……1/2杯

作　法

❶挑選乾燥的蜜棗，若有種子務必將其取出。
❷將洗淨後的蘋果去芯，切成小塊。
❸將蜜棗、蘋果塊和無糖豆漿一起放入果汁機中，攪打至完全均勻後即可。

營養要角

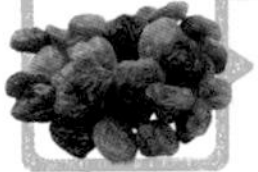

蜜棗

蜜棗富含蛋白質、維生素群及多種礦物質，有駐顏的功效，同時能保護肝臟、補養脾胃、消除疲勞。另對口角炎，面皰粉刺與皮膚粗糙等膚質改善上也很有效益。

有酵果汁 08

香蘋巧克力豆奶

香蕉和巧克力十分對味，加上富含纖維質的蘋果與豆奶，讓這杯濃郁的飲料兼具促進消化、消除便秘的功效。早餐來一杯，不但飽足感夠，還能清理腸胃，減輕身體負擔！如果家裡沒有可可亞粉，可用阿華田、美祿取代。

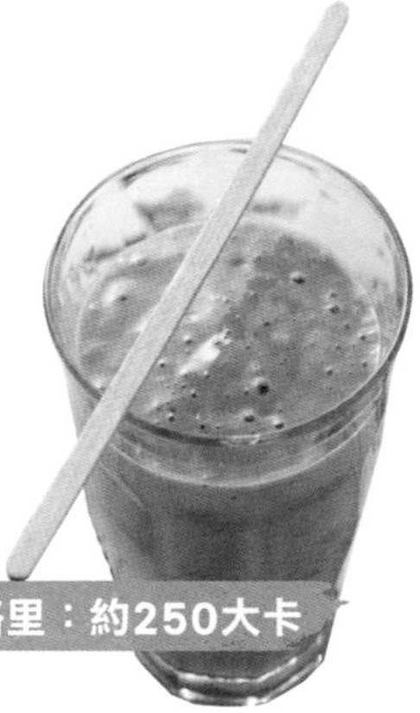

材　料（1杯份）

- 香蕉……1/2條
- 可可亞……1/2大匙
- 蘋果……1/8個
- 無糖豆漿……1/2杯

作　法

❶香蕉剝皮，切成2～3公分塊狀。
❷將可可亞粉（或阿華田、美祿）用1大匙熱開水調開。
❸蘋果洗淨後去芯，切成小塊。
❹將前述材料與無糖豆漿放入果汁機，攪拌均勻即可。

營養要角

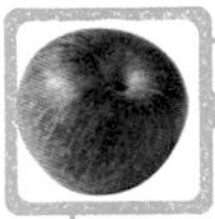

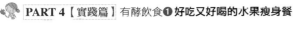

蘋果

蘋果含有豐富的維生素C，而且，約有一半的含量都藏在果皮的部位，同時，蘋果皮還含有豐富的非水溶性纖維，若無含蠟顧慮，食用時最好不要去皮。

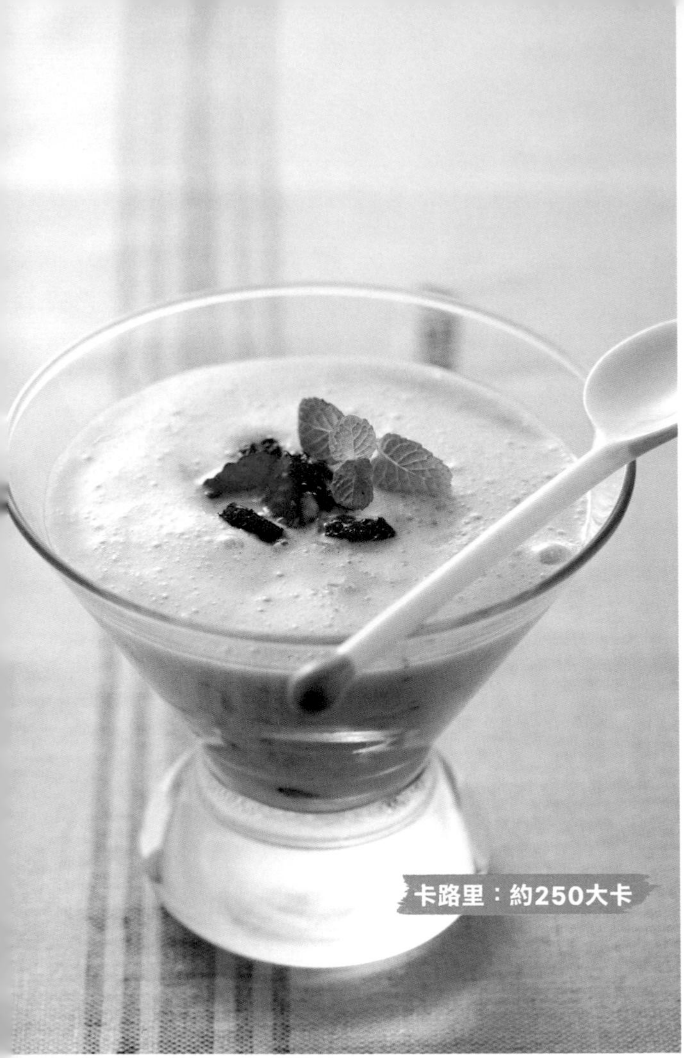

有酵果汁 09

草莓蜂蜜優格

很少人能抗拒草莓的吸引力！它不但富含可去除膽固醇的果膠（Pectin）及維生素C，還具有可愛外觀與美味口感；再加入天然蜂蜜及優格，不但是酵素豐富的營養早餐，更是養顏美容的最佳選擇。

營養要角

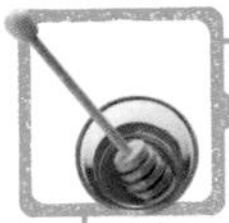

蜂蜜

蜂蜜是蜜蜂利用體內酵素分解花蜜所形成的分泌物，除了糖分之外，也含有胺基酸、維生素、鐵質和鉀等礦物質。此外，它也是酵素含量最高的食物之一，能有效促進消化。

材　料（1杯份）

草莓	約8顆
蜂蜜	3大匙
粉狀吉利丁	5公克
水	1又1/2大匙
原味優格	1/2杯
蛋白	1個份
砂糖	1小匙
冰水	1又1/2大匙
檸檬汁	1/4個
薄荷葉	少許

作　法

❶ 草莓洗淨去蒂，加入蜂蜜，並用叉子將其壓成漿狀。
❷ 將粉狀吉利丁加入水中並稍加浸泡，再以微波爐加熱30秒，使其溶化。
❸ 將步驟❶的草莓漿和優格放入大碗中加以混合，再放入步驟❷的吉利丁攪拌均勻。
❹ 另取空碗，放入蛋白及砂糖，打至起泡、直到變成蛋白霜。
❺ 在步驟❸的大碗加入冰水與檸檬汁，加以混合使成淡淡的濃稠狀後，再加入步驟❹的蛋白霜。
❻ 混合均勻後，倒入容器中，放入冷藏庫中加以冷卻。食用時，可視個人喜好加上薄荷葉及完整的草莓。

有酵果汁10

高麗菜雙果豆奶

這款飲料取用高麗菜、香蕉、蘋果和豆漿四種常見食材，不但準備起來非常方便，而且一杯裡面就富含醣類、蛋白質、脂肪、維生素、礦物質等各種營養，加上充分的酵素與纖維質，健康百分百！

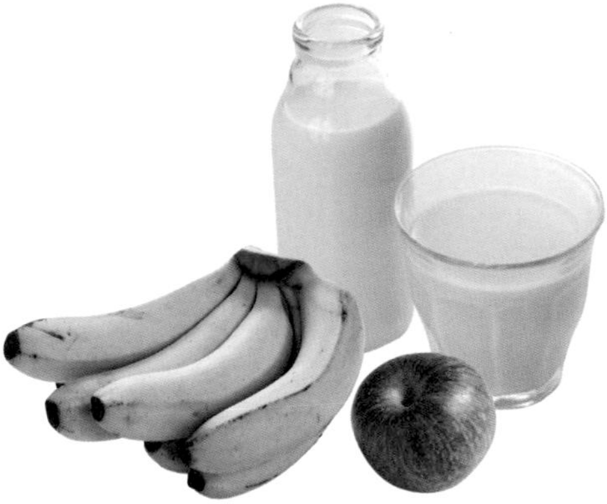

材　料（1杯份）

高麗菜	葉子2片
香蕉	1/4條
蘋果	1/8個
無糖豆漿	1/4杯

作　法

❶ 高麗菜葉洗淨後，撕成適當大小。
❷ 香蕉剝皮、取1/4條切塊。
❸ 蘋果洗淨後去芯，切成小塊。
❹ 將前述步驟中的材料放入果汁機中，並加入無糖豆漿，一起打勻即可。

營養要角

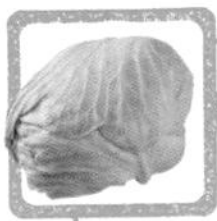

高麗菜

高麗菜中除具大量纖維質及澱粉糖化酵素（Diastase），並含一般蔬菜較缺少的醣類、蛋白質、脂肪，以及維生素A、K、U、C等營養素，除可強化骨質，並具防止血液凝固、修復體內受傷組織的效果，可有效預防及改善胃潰瘍及十二指腸潰瘍。

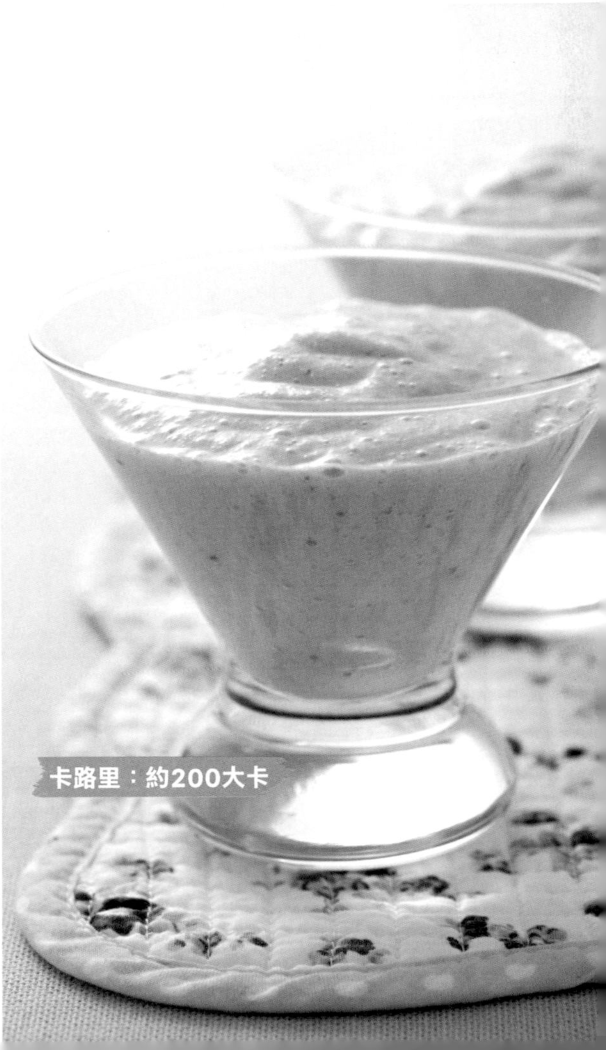

卡路里：約200大卡

有酵果汁 11

橘柚氣泡果汁

這道飲品是由含有豐富維生素的橘子與葡萄柚調和而成。橘子含有大量可幫助其運作的檸檬黃素，濃濃的果香味還能達到放鬆的效果；檸檬酸則能幫助消除疲勞。

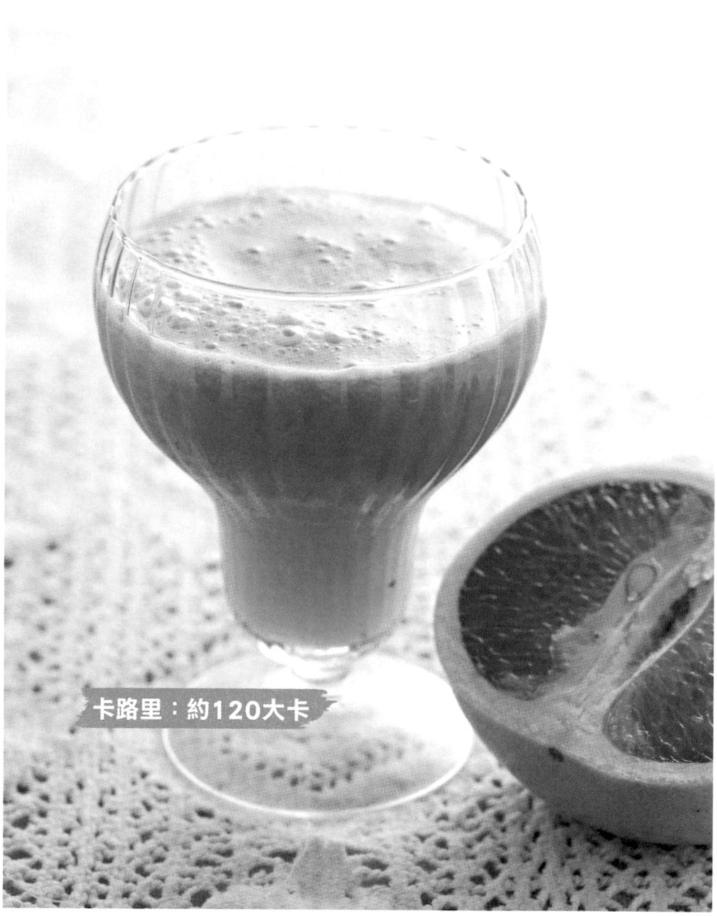

材　　料（1杯份）

橘子	1/2個
葡萄柚	1/4個
氣泡式礦泉水	1/2杯
蜂蜜	1小匙

作　　法

❶ 將橘子和葡萄柚分別橫切，並以榨汁器將果汁擠出。
❷ 在玻璃杯中依比例倒入適量的橘子汁與葡萄柚汁，再倒入氣泡式礦泉水（如配綠雅）。
❸ 加入蜂蜜，攪拌均勻即可。

營養要角

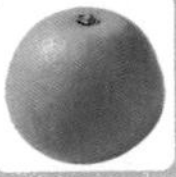

橘子

橘子富含膳食纖維、果膠、各種維生素與礦物質，同時，還含有豐富的β胡蘿蔔素、多酚類及胺基酸等，營養成分完整，可增強生理活性，有助對抗炎症及病毒，並能促進血液循環、加強血管彈性，使膽固醇下降。

有酵果汁 12

芒果優格豆奶

香甜好吃的芒果，加入乳酸菌多多的優格及營養滿分的無糖豆漿，不但色澤誘人，而且入口滑順，可說是最具熱帶風情的健康飲品，對於調整腸道、促進代謝、美化皮膚，都有絕佳效果！

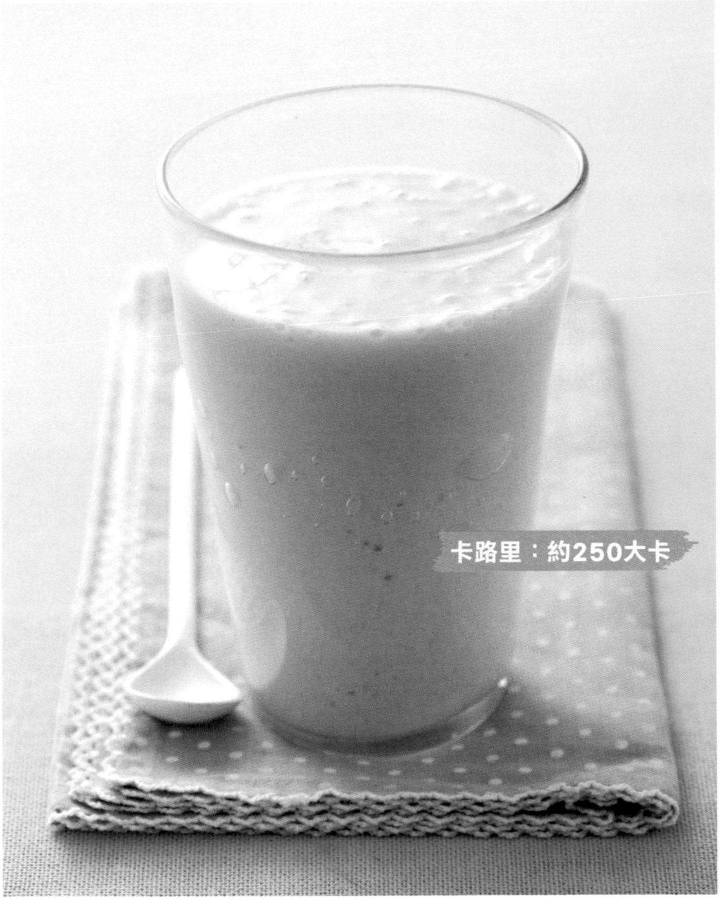

材　料（1杯份）

芒果……1/2顆
原味優格……1/2杯
無糖豆漿……1/4杯
蜂蜜……1小匙

作　法

❶ 芒果削皮後，將果肉片下，並切成適當大小。
❷ 將芒果塊及無糖豆漿放入果汁機中，攪拌均勻。
❸ 再加入優格，繼續攪拌，最後加入蜂蜜調味即可。

營養要角

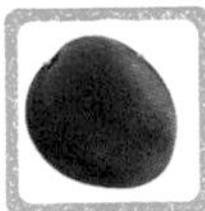

芒果

芒果含有豐富的酵素、食物纖維，並具大量β胡蘿蔔素，不但對眼睛及皮膚極有助益，也能增強身體的免疫力。此外，也因富含維生素A、C及鉀，除可預防癌症，也可抑制動脈硬化、高血壓等問題。

適合搭配果汁食用的早餐食物12種

早餐吃水果、喝果汁最好，但如果覺得不夠飽足，需要搭配一些澱粉、蛋白質，那麼，也應該好好選擇比較健康的食物，例如燕麥片、五穀饅頭、水煮蛋等，務必謹守「高纖低脂」的原則。同時，也請記得要先吃水果、喝果汁，然後再吃其他的食物，這樣一來，才能讓水果中的酵素得以發揮最佳效能！

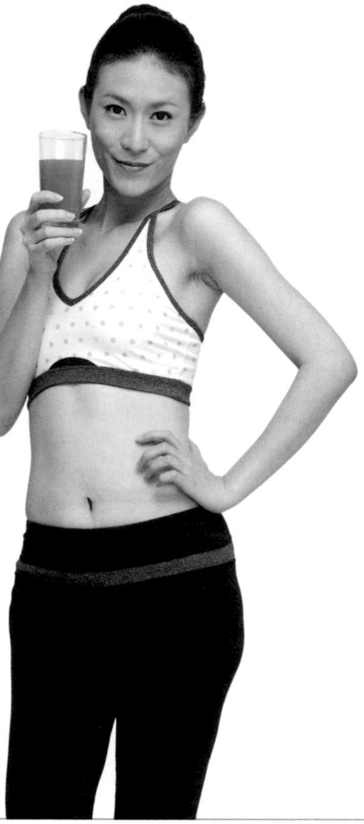

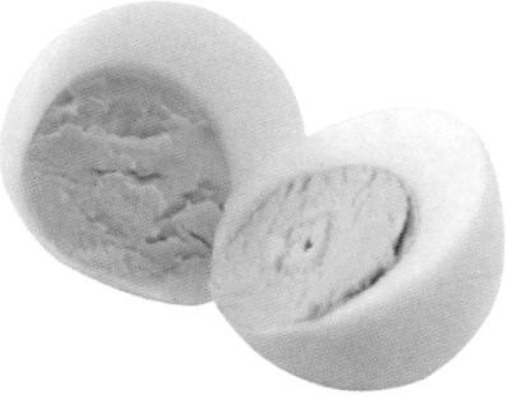

卡路里：約80大卡/個

❶ 水煮蛋

蛋的營養價值豐富，採取水煮的方式，比起荷包蛋、炒蛋更為健康，也比滷蛋、茶葉蛋所含鹽分來得低。

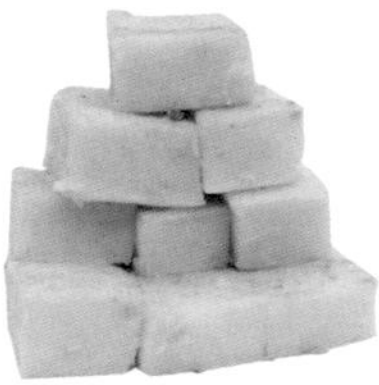

卡路里：約80大卡/片

❷ 蘿蔔糕

以白蘿蔔、在來米等食材所製成，富含膳食纖維，可減少糞便在腸道停留的時間、有助預防大腸癌。

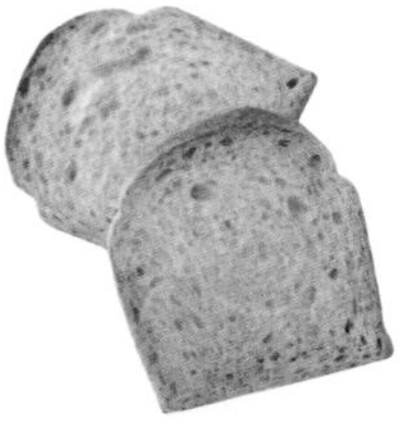

卡路里：約90大卡/片

❸ 全麥吐司

採用仍含麩皮的麥粉所製成，不但富含粗狀的膳食纖維、熱量較低，而且還含有維生素B、鐵質等維生素與礦物質。

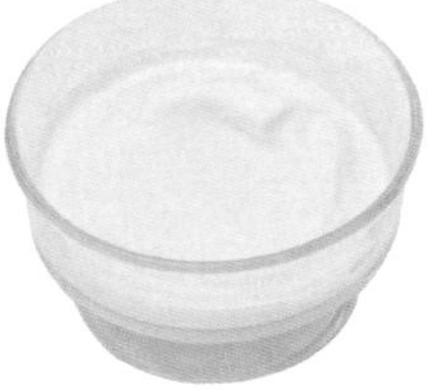

卡路里：約100大卡100g

❹ 原味優格

以鮮奶加入活性乳酸菌發酵而成，含有豐富蛋白質、乳糖、維他命A、D、B群，並因含有大量益菌，可刺激腸道蠕動。

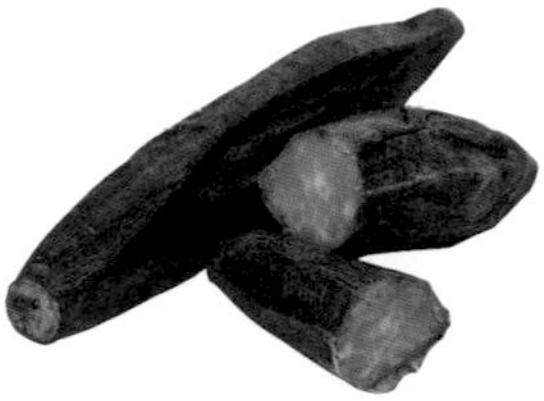

卡路里：約125大卡／100g

❺ 蒸地瓜

含豐富膳食纖維，可促進腸胃蠕動、帶動排便，同時也因富含膠原及粘液多醣類物質，具有保持血管彈性暢通的功效。

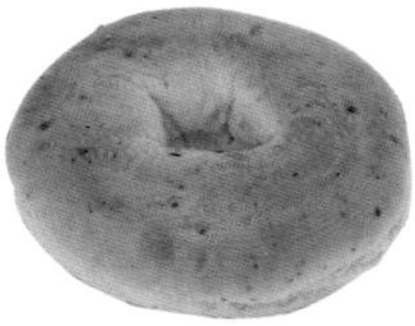

卡路里：188.5大卡／100g(以原味貝果為例)

❻ 貝果

這種源自猶太人的食物，是一種不含油脂、不加糖、不放雞蛋、低發酵、低熱量、低膽固醇的麵包，極受營養專家肯定。

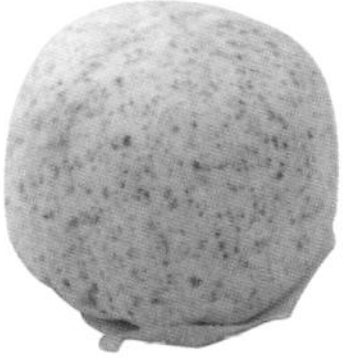

卡路里：約190大卡／顆

❼ 雜糧饅頭

除以麵粉為原料，並採用全麥粉、天然酵母、南瓜子、葵瓜子、黑芝麻、葡萄乾等，也因此，富含維生素B群及膳食纖維。

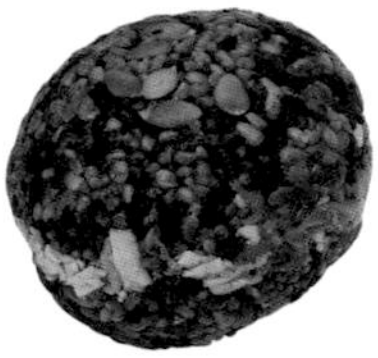

卡路里：約200卡／個

❽ 五穀飯糰

多由糙米、小麥、大麥、燕麥、蕎麥及豆類等組成，富含維生素B群、維生素E、礦物質及纖維素，有助降低血壓、預防便秘。

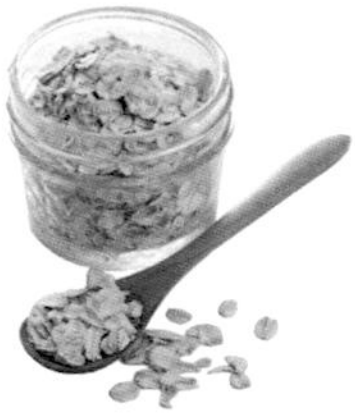

卡路里：約200大卡／份

❾ 燕麥片

富含可溶性膳食纖維和不可溶性膳食纖維。但一般即食燕麥片因加入糖分，熱量較高，最好選用加工少的天然燕麥片。

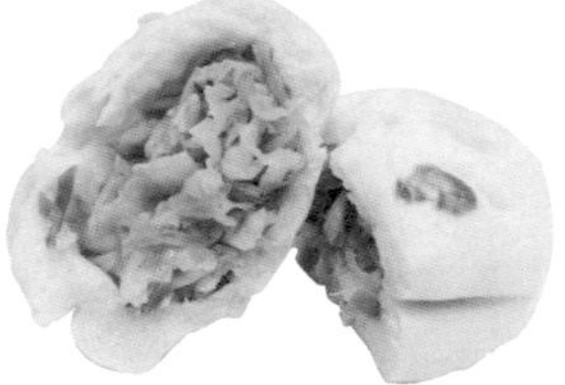

卡路里：約200大卡／個

❿ 高麗菜包

高麗菜含蛋白質、醣、脂肪、膳食纖維、維生素C，能抑制亞硝酸胺在人體內合成，具有防癌的效果。

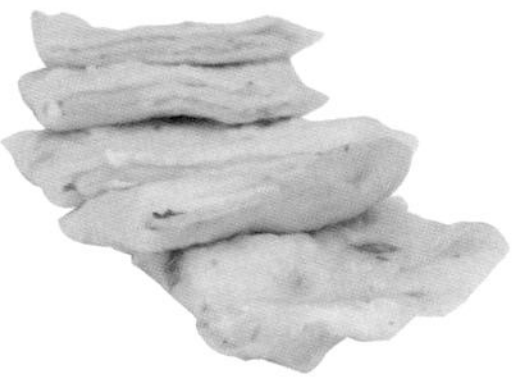

卡路里：約260大卡／份

⓫ 蛋餅

由麵皮加上雞蛋煎製而成，主要提供澱粉及蛋白質，並可依添加食材之不同，如蔬菜、鮪魚等，而供給更為豐富的營養素。

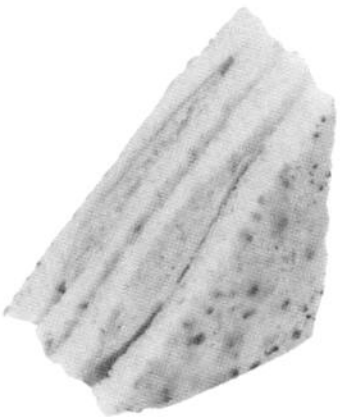

卡路里：約280大卡(以鮪魚三明治為例)

⓬ 三明治

多以麵包夾入蛋皮、火腿、起司而成，也有以鮪魚沙拉為主者，也因此，足可提供人體所需的澱粉、蛋白質、脂肪等營養素。

有酵飲食 2

有魚也有肉的沙拉減重餐

肉類和蔬菜裡的酵素含量高嗎？

「沙拉」向來是減重飲食裡常見的推薦菜單，但是，除了符合「高纖低脂」的飲食原則之外，由於裡面所用的食材幾乎都是「生食」，也因此，酵素含量特別豐富。但是，如果為了減肥而餐餐都只吃生菜、水果，對於很多人來說，其實是很大的「酷刑」，不但不容易持久，而且，也有可能造成蛋白質不足的情況。也因此，只要能在生菜中搭配適量的肉類、魚類，就能讓營養臻於完整，也兼顧到「想吃肉」的口腹之慾——簡言之，「有魚又有肉的沙拉」，可說是減重者午晚餐的最佳選擇！

新鮮生魚，酵素含量豐富

酵素既存在於所有食物當中，當然也包括魚類、肉類，但是，生的豬肉、牛肉、雞肉……，不僅大部分的人不敢入口，而且，還極有可能會有殘餘的的細菌與毒素留在動物體內，所以，並不鼓勵大家生吃。相較之下，生魚片是比較可行的生食肉品，因為雖然也有感染寄生蟲或細菌的問題，但是，一般來說，若能選擇出自無污染海域的深海魚類，例如鮭魚、鮪魚、旗魚等，就比較能減少這方面的疑慮，另外，在常溫下上桌後也最好盡快吃完，不要超過30分鐘。

事實上，**加熱過後的肉類、魚類比較不容易消化，所以，如果沒有細菌、病毒、寄生蟲的考量，無論是生魚片還是生肉，當然都對身體比較好，因為不但易消化，而且含有活的酵素，吃下去能有效幫助營養素的分解和利用，促進身體健康**。根據研究，日本人以長壽著稱，就跟他們常吃生魚片的飲食習慣有極大關係。另外，賀建隆史醫師也在其著作《酵素左右你的壽命》一書中提到，為了探索愛斯基摩人的健康奧秘，知名人類學史提芳遜博士曾經「以身試法」，到北極與愛斯基摩人共處七年，在這段日子裡，他不但生活在攝氏零下30度的環境，也與當地人一樣飲食，吃的是生魚、生肉等「冷凍食物」。回國後，住院接受檢查，結果他不但沒有任何疾病，而且還更健康！查究原因，發現其實就是長期生食所致，因為愛

3種蔬菜，含有大量酵素

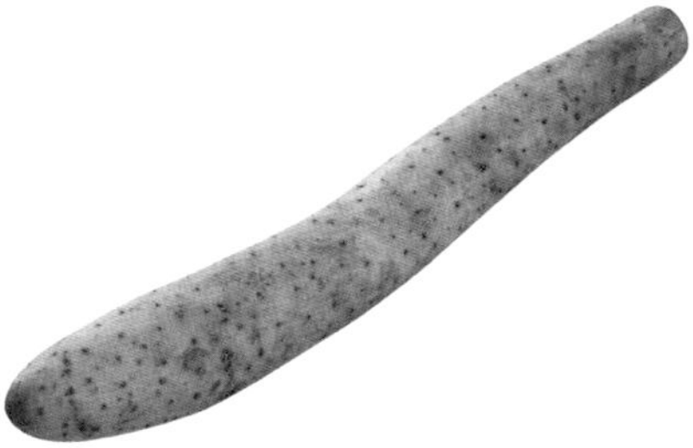

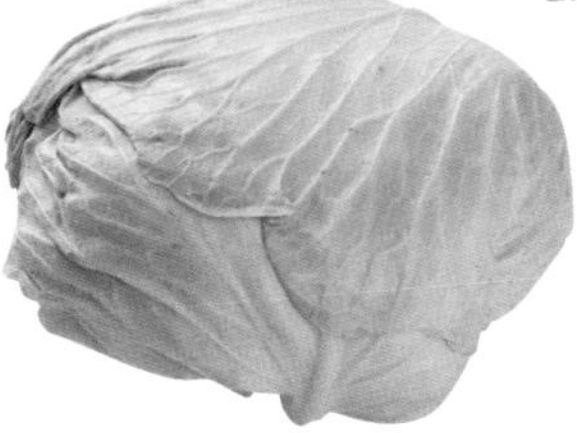

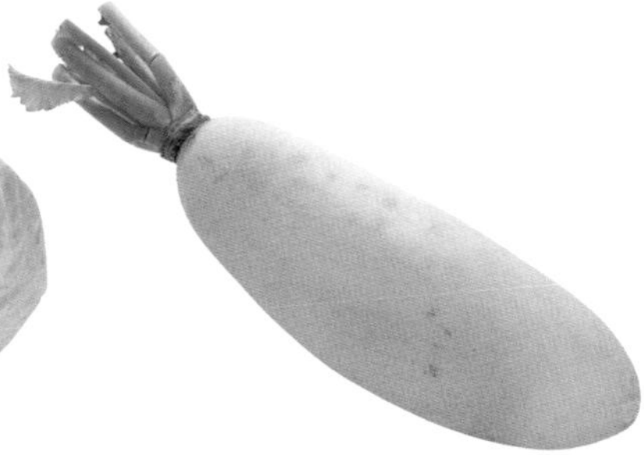

❶ 白蘿蔔

和高麗菜一樣含有豐富的「澱粉糖化酵素」（Diastase），有助消化吸收，同時，也含有具有解毒作用的氧化酵素（Oxidase），可說是集多種於一身。將白蘿蔔切片做成涼拌菜、醃漬泡菜，或是磨成白蘿蔔泥，都是可以輕鬆攝取到澱粉酶的好方法。

❷ 高麗菜

含「澱粉糖化酵素」、可促進消化，同時，也含有維他命U，被用來做為胃腸藥的萃取成分，此外，醫學研究也顯示其有預防癌症的功能。將新鮮高麗菜洗淨、切成細絲，就是常見的高麗菜沙拉，但為了減重，最好不要搭配美乃滋，可採用較清爽的油醋。

❸ 山藥

除含酵素，還含有豐富的黏液質多醣（Mucin），所以，不但能幫助消化，還可以保護胃黏膜，最適合胃不好的人。將山藥搗碎成泥、蓋在白飯上做成「山藥泥飯」，不但營養，也是讓澱粉酶發揮功效的最佳組合，可以多吃，有益健康。

斯基摩人吃的雖然是生肉、生魚，但與新鮮蔬果一樣，裡面含有大量人體所需的酵素，再加上在極冷的環境下，沒有細菌滋生，因此，這些魚類、肉類，都非常新鮮健康。而這項研究也再度說明了一個事實，那就是：生魚、生肉當中，的確含有豐富的酵素！

植物嫩芽，也是酵素寶庫

而沙拉的主角——生菜，當然也是提供酵素的要角，尤其是**蔬菜或豆類發芽**長出的東西，像苜蓿芽、豆芽菜、嫩蘿蔔芽、豌豆苗……等，不但**含有植物成長所需要的大量酵素**，還具有人體可吸收的醣類、蛋白質、維生素、礦物質等，營養密度比起蔬菜更高出甚多，**可說是濃縮了所有營養素的精華**。而早在一九九七年，美國約翰霍普金斯大學的保羅·塔拉利教授也曾發表研究報告，指出「發芽第三天的綠色花椰菜嫩芽中，含有可抑制癌症的『蘿蔔硫素（Sulforaphane）』的酵素誘導物質」，同時，其所含有的抗氧化物質更是成菜的10～100倍，也比花椰菜更具抗癌效果！不過，除了植物嫩芽，一般蔬菜中也富含不同酵素，如上圖即提供三種適合做成沙拉生食的蔬菜，方便大家參考使用。

沙拉應該怎麼吃最有「酵」？

為了讓沙拉吃起來更有「酵」，有一些簡單原則要特別注意，只要掌握這些要領，日後不管吃沙拉是為了減重、養生，還是為了方便、自然，一定都能滿足「健康」的前提！

1. 食材一定要新鮮

沙拉要好吃，食材的選擇是關鍵，因為**新鮮的食物不但口感、甜度較佳，可大大降低醬汁的使用量，而且，各項營養素及酵素的含量也在巔峰狀態**，最有益於人體健康。不過，要特別提醒的是，一定要注意清潔與衛生，以免吃進細菌、造成上吐下瀉的不良後果。而預防之道，除了在自製沙拉時，要特別留意食材的採買、清洗過程，同時，若要將做好的沙拉帶去辦公室或學校當午餐，也要記得做好冷藏的動作。至於選擇外食者，也要慎選有品牌的餐廳店家，並在購買生食後盡快吃掉，以免因為溫度變化，造成食物變質。

2. 蔬果搭配要均衡

沙拉中的主角雖是蔬菜和水果，但兩者的熱量卻大不同——一整飯碗的青菜，大概只有25大卡，但換成水果，只要裝到八分滿，熱量就有60大卡，由此可知，帶有甜味的水果，熱量可比蔬菜高得多了。也因此，想要控制熱量的攝取，**沙拉裡的青菜、水果比例至少要一比一，甚至應該以蔬菜為主、水果為輔**，千萬不要以為水果不是肉、沒有脂肪，就失去戒心。

3. 色彩愈豐富愈好

顏色鮮豔的蔬果，常含有可抗癌的植物性化學物質（photochemical），所以在吃沙拉的時候，**也盡可能讓食材多樣化、有紅有綠有黃、愈是五顏六色愈好**，像番茄、萵苣、青椒、彩椒、玉米、苜蓿芽、紫色高麗菜等，都是能增添色彩多樣性的沙拉用菜好選擇，而鳳梨、奇異果、蘋果，更是富含酵素及纖維質的水果，堪稱沙拉「必放」食材。此外，種子及堅果也富含有益心臟的維生素E和纖維質，但由於油脂含量亦高，例如兩湯匙的葵花子就有95大卡，所以，適度點綴幾顆就好，不要吃太多。

4. 白肉海鮮很速配

沙拉以蔬菜、水果為主，澱粉、蛋白質較少，長期下來，有可能導致營養不均衡，所以，選擇一些肉類搭配食用，是相當重要的。例如，**不要選脂肪高的牛肉、豬肉等紅肉**，而以低脂的雞胸肉、深海魚類如鮭魚、鮪魚，或是適量的花枝、鮮蝦等來做為沙拉的「配菜」，同時，也要注意烹調方式，**多以汆燙、碳烤為優先**，最好不要油煎、油炸，如此一來，不僅吃得飽足、營養，同時也兼具熱量的控制。

5. 醬汁絕對要清淡

沙拉最主要的熱量來源在於醬汁，以一般人接受度最高的千島醬來說，一湯匙就有67大卡，如果吃一盤沙拉上要淋上兩瓢，那麼，就等於吃下半碗飯的熱量，非常驚人！所以，**如果能只吃沙拉而不加任何醬汁，當然是最健康的方式**，只是，對於大多數的人來說，如此「沒有味道」的食物可能很難入口，更別說是長期維持，所以，**不妨自製低卡醬汁，例如油醋汁**（參考第103頁）就是一種不錯的替代性選擇。同時，吃的時候，也最好把醬汁另外盛裝、放在旁邊，避免直接淋在沙拉上，而以「沾取少量」的方式佐餐，這樣一來，就能避免把全部醬汁都吃到肚子裡。

此外，在許多自助式Buffet餐廳常見的洋芋、通心粉沙拉，裡面拌了非常多的沙拉醬，就算只吃半杯，熱量足足就達180大卡，而看似綠意盎然的凱撒沙拉，由於裡面灑了大量橄欖油，加上還有麵包丁以及隱含濃厚醬汁的烤雞肉，熱量更是高達650卡，幾乎與一份牛排相差無幾，千萬不可大意。

6. 發酵食品超解脂

如果在吃生菜的同時還能加速脂肪的分解燃燒，那該有多好？——最好的辦法，就是搭配一些發酵食品一起吃！原因是這類食品中含有「解脂酵素」，這種用來分解脂肪的酵素，原本存在於體內的胰液和血液中，但若能藉由食品補充，不僅可以幫助分解食物中的脂肪，還能減輕胃腸、膽囊、肝臟、胰臟的負擔，同時，也能幫助內臟脂肪及皮下脂肪進行燃燒，可說是對付油膩、打擊脂肪的好幫手！

❶天然起司

乃是藉由乳酸菌或酵素讓牛奶發酵而成，也正因為富含解脂酵素，所以具有特殊的氣味。但如果是加工乾酪（Processed cheese），因為經過加熱，就不含酵素。

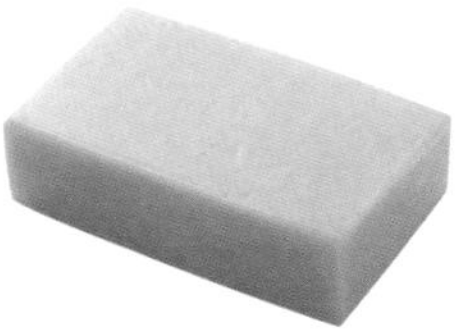

❷味噌

這種由米麴製作而成的大豆發酵食品，在發酵過程中，除了會產生解脂酵素，還含有多種消化酵素，很適合用來製作肉類料理的沾醬。

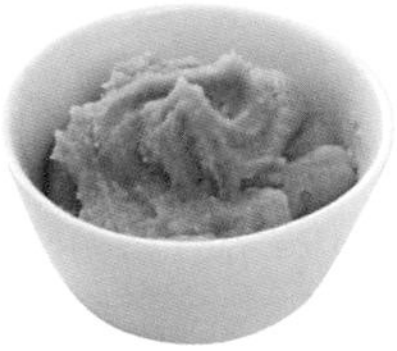

❸納豆

日本人最愛的納豆，含豐富解脂酶、澱粉酶、蛋白酶，以及能讓血液變得清澈的納豆菌，堪稱酵素之冠。

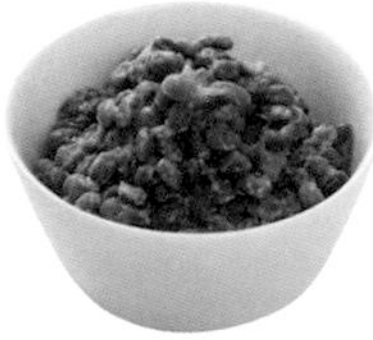

最適合午晚餐吃的12種美味沙拉食譜

「沙拉（salad）」一詞源於拉丁文中的「Herba salta」，即「用鹽調味的生菜」之意。直到中世紀，可能是歐洲人覺得只加鹽味道太過單調，所以才出現檸檬汁和橄欖油加以混合的沙拉醬汁（dressing）。而隨著飲食文化的進步，沙拉在餐桌上逐漸佔有一席之地，醬汁的調配也愈來愈千變萬化，像千島醬，主要就是以美奶滋（或稱「蛋黃醬」）加上番茄醬拌製而成，而美奶滋的成分，更是由百分之九十的沙拉油加入蛋黃所調成，所以，吃沙拉時，只要加入一湯匙（15公克）的千島醬，就足足多增加50大卡的熱量。

但現代人之所以選用沙拉，不可諱言，多半是為了健康著想，也因此，在享用生菜時，如果為了重口味而猛加醬料，那麼，雖然吃進纖維及營養，但仍會在不知不覺中攝取過多的脂肪及熱量，瘦身不成反而增肥。所以，本單元不但要告訴你沙拉搭配醬汁的聰明吃法，還要教你變化多多的沙拉做法，裡面有魚、有肉、有蝦，還有酵素滿滿的各種生菜，絕對好吃又能減重！

減少沙拉醬汁下肚的4個妙招

1. 生菜不要切太細

準備生菜時，最好以一口大小為宜，因為如果切得太細，很容易吸附過量沙拉醬，雖然味道較濃重好吃，但是，熱量也相對增加。

2. 調味可用代替品

用優格當沾醬，除了富含鈣質，熱量也相對較低，不過，最好使用無糖的原味優格，以免含糖量偏高，如果擔心吃起來淡而無味，可以加一匙天然蜂蜜或柳丁汁調味。另外，也可用柴魚醬油混合黑醋、淋上少許麻油，就變成和風醬汁，但一定要控制用量。

3. 醬汁加開水稀釋

濃稠的沙拉醬，稍不留意就會沾太多，如果想控制用量，不妨加入一些冷開水稀釋，也可以使用鮮奶。

4. 沾醬取用要適量

將醬汁另外盛裝在小碟子裡，再以生菜沾取食用，遠比直接將醬汁淋在沙拉上好，前提是每次沾的份量千萬不能多。如果就是喜歡將醬汁淋在沙拉上，那麼，也記得只能加一匙就好，並充份拌勻，盡量讓所有生菜都沾到，以免忍不住又再「續匙」。

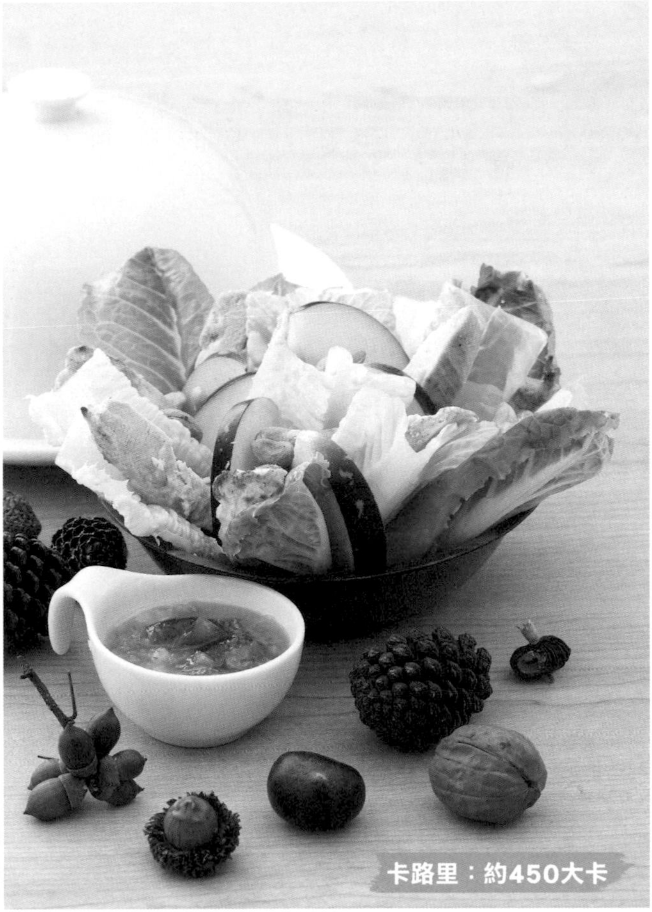

美味沙拉 01

香蘋雞柳沙拉

蘋果富含可溶性膠質纖維，對於阻止身體吸收脂肪有很大的助益，因食用蘋果而使身體減低的脂肪，可高達百分之四十三！此外，雞肉屬於較健康的「白肉」，加上採用「烘烤」的方式烹調，因此，這道料理不但熱量低，而且所有營養成分也能完整保存，清爽又滿足！

材　　料（1人份）

雞胸肉……1片（約150公克）
雞蛋……1顆
沙拉菜……1/2顆
蘋果……1/2顆
腰果……2大匙

醬汁調料

植物油……1/2小匙
米酒……1/2小匙
鹽……1/2小匙
芥末醬……1小匙
蜂蜜……1小匙
胡椒鹽……1/4小匙

作　　法

❶ 雞胸肉先以雞蛋、植物油、米酒、鹽醃15分鐘。
❷ 再放進烤箱，以250度烤20分鐘直至肉熟、香氣飄出。
❸ 雞肉放涼後切長條、沙拉菜切段、蘋果切大塊，放入大碗中。
❹ 淋上芥末醬、蜂蜜、椒椒鹽，再撒上腰果即可。

單位換算參考

1量杯＝16大匙＝240毫升
1大匙＝1湯匙＝15毫升
1小匙＝1茶匙＝5毫升
1飯碗＝200公克
1公斤＝1000公克＝2.2磅
1台斤＝600公克＝16兩
1兩＝37.5公克
1磅＝16盎司＝454公克
1盎司＝30公克
1量杯＝200毫升

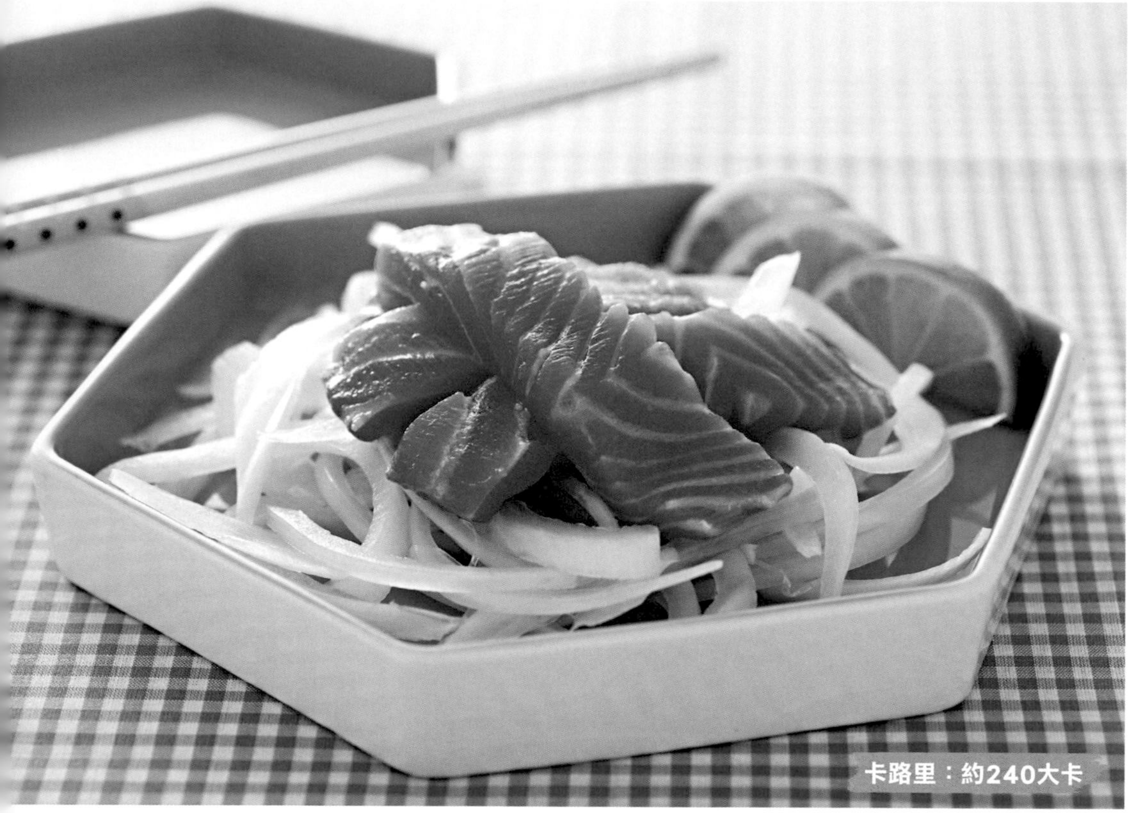

美味沙拉 02

檸檬洋蔥生鮭魚沙拉

生鮭魚除了含有酵素之外，還含對健康相當有益、可改善血液循環的不飽和脂肪酸，以及代謝所需要的維他命B群，此外，也因為富含DHA、鋅和維生素D等營養素，即使是減肥中也可多吃。

材　料（1人份）

生鮭魚	100公克	洋蔥	1/2個
鹽巴	1/4杯	檸檬	1/2個
砂糖	1/4杯		

作　法

❶ 生鮭魚片去皮，以冷開水洗淨後將水分拭乾。
❷ 鹽巴、砂糖放入大碗中混合均勻後，將鮭魚置入，並讓正反面都均勻沾到糖鹽混合物。
❸ 將沾剩的糖鹽混合物覆蓋在鮭魚上，再用保鮮膜封住碗口後，放入冰箱冷藏2小時。
❹ 洋蔥切絲、以鹽巴揉搓，待洋蔥軟化之後，再用水沖淨並瀝乾。
❺ 將鮭魚自冰箱取出後，以冷開水洗淨多餘糖鹽、擦乾水分後，再切成一口大小的薄片。
❻ 洋蔥絲鋪盤底，放上鮭魚片，再擺上檸檬切片即可。

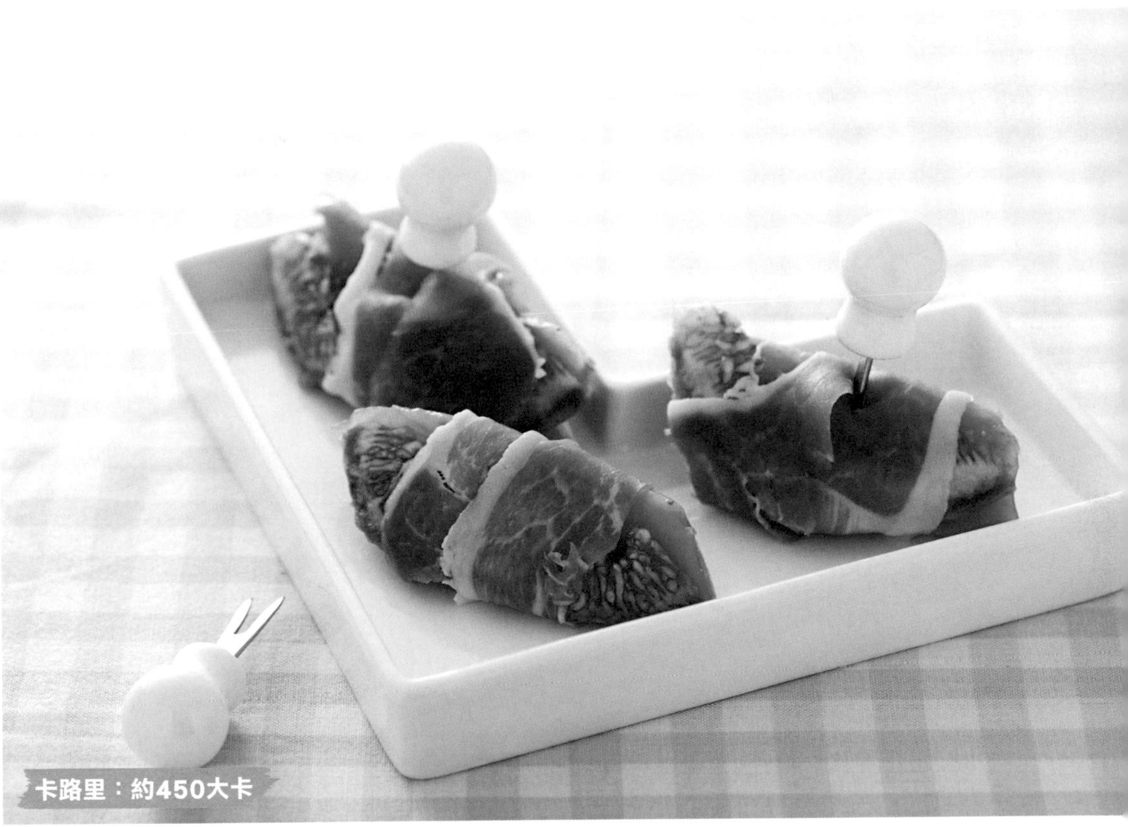

美味沙拉03

無花果木瓜火腿卷

不同於一般火腿，生火腿屬於生食，加上木瓜和無花果又含有許多獨特的蛋白質分解酵素，所以，這道沙拉冷盤可說是最佳「生食料理」，不僅吃得到美味，也兼顧健康。

材　料（1人份）

無花果	1個
木瓜	1/8個
生火腿	3片

作　法

❶ 無花果剝皮後，分成三等分。

❷ 木瓜削皮、去籽，切成1公分條塊。

❸ 用生火腿片將無花果、木瓜捲起來，盛入盤中、以保鮮膜封起，放進冰箱冷藏15分鐘即可。

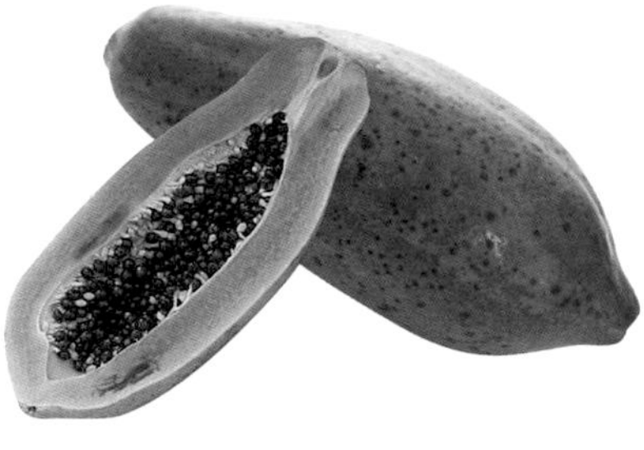

美味沙拉 04

橄欖油醋生鮪魚沙拉

鮪魚是生魚料理中不可少的食材，光是把鮪魚切成薄片，就是老饕鍾愛的美味。而這道料理中，將鮪魚沾上橄欖油酒醋醬汁調味，拌入新鮮葉菜，並加入少許起司增加口感，堪稱酵素豐富的風味美食！

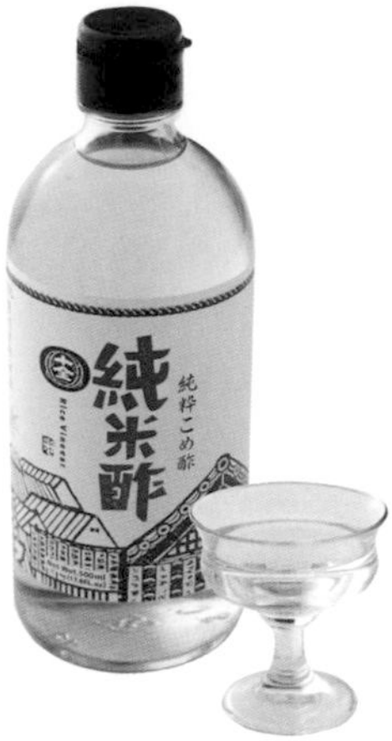

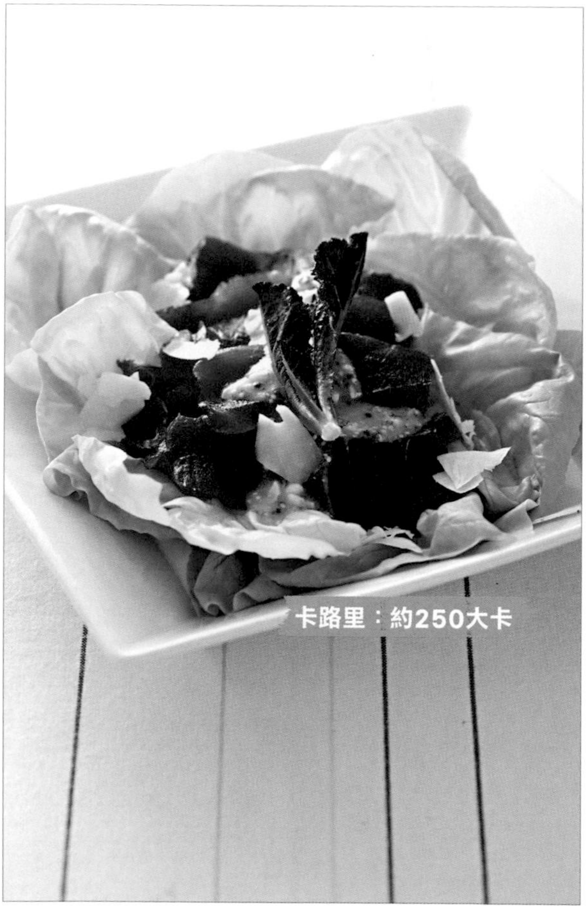

材　料（1人份）

- 鮪魚……100公克
- 芝麻菜……40公克
- 萵苣……20公克
- 帕馬森起司(Parmesan Cheese)……適量

醬汁調料

- 橄欖油……1大匙
- 酒醋……1大匙
- 檸檬汁……1/2大匙
- 顆粒黃芥末醬……1小匙
- 大蒜末……1/2小匙
- 鹽巴……1/2小匙
- 胡椒……少許

作　法

1. 將醬汁調料的所有素材放入碗中，充分攪拌均勻。
2. 整片鮪魚浸入在醬汁中，放進冰箱冷藏約2小時。
3. 芝麻菜、萵苣洗淨後，浸泡在冰水中稍加冰鎮，並撈起瀝乾。
4. 將萵苣一片片裝在盤內，並把冰箱中的鮪魚取出、切成薄片後，放在萵苣葉上。
5. 淋上剩餘的醬汁，再灑上芝麻菜、帕馬森起司碎片即可。

美味沙拉 05

柚香青檸花枝

新鮮花枝燙到半熟，搭配富含茄紅素、維生素、纖維質的生番茄、洋蔥及芹菜等配料，不但酵素含量高，而且兼具優質蛋白質的供給，再淋上酸甜清香、不油不膩的醬汁調味，絕對是一道「絕讚」減重料理。

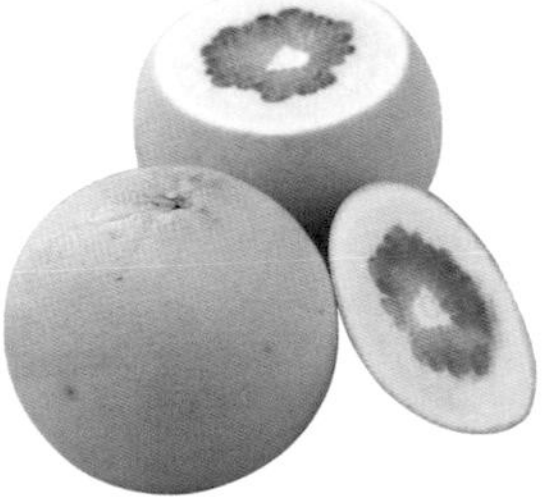

材　　料（1人份）

- 花枝……1/2隻
- 小番茄……3顆
- 洋蔥……1/4顆
- 芹菜……1小把
- 九層塔……5片

醬汁調料

- 橄欖油……1/2大匙
- 醬油……1/2茶匙
- 柚子醋……1大匙
- 檸檬汁……1/2顆
- 果糖……1小匙

作　　法

❶ 花枝快速汆燙後，放入冰水中稍微冰鎮後取出，再切成圈狀盛裝於盤內。

❷ 小番茄對半切，洋蔥與芹菜切絲，九層塔切碎末，灑在花枝上。

❸ 橄欖油、醬油、柚子醋、檸檬汁及果糖拌勻，搭配花枝沙拉食用即可。

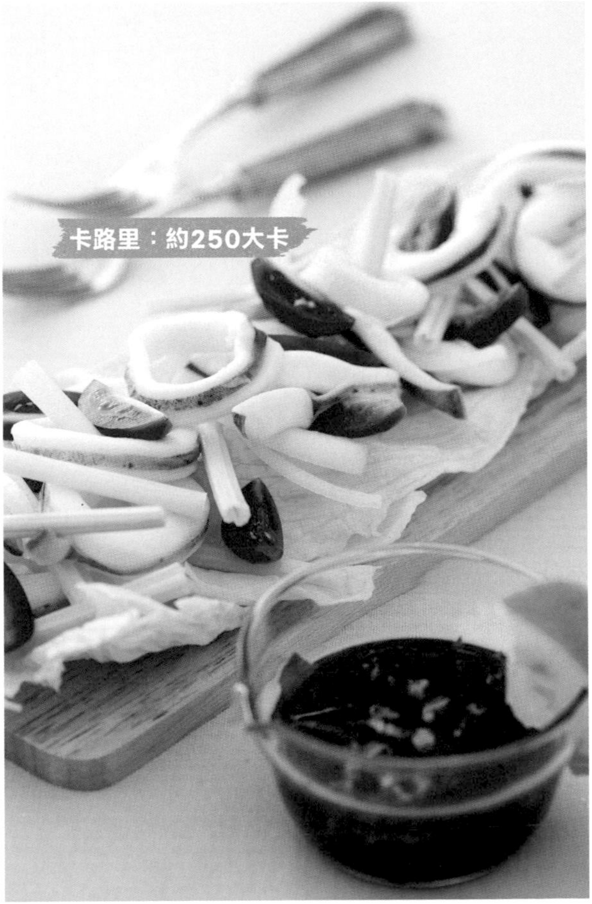

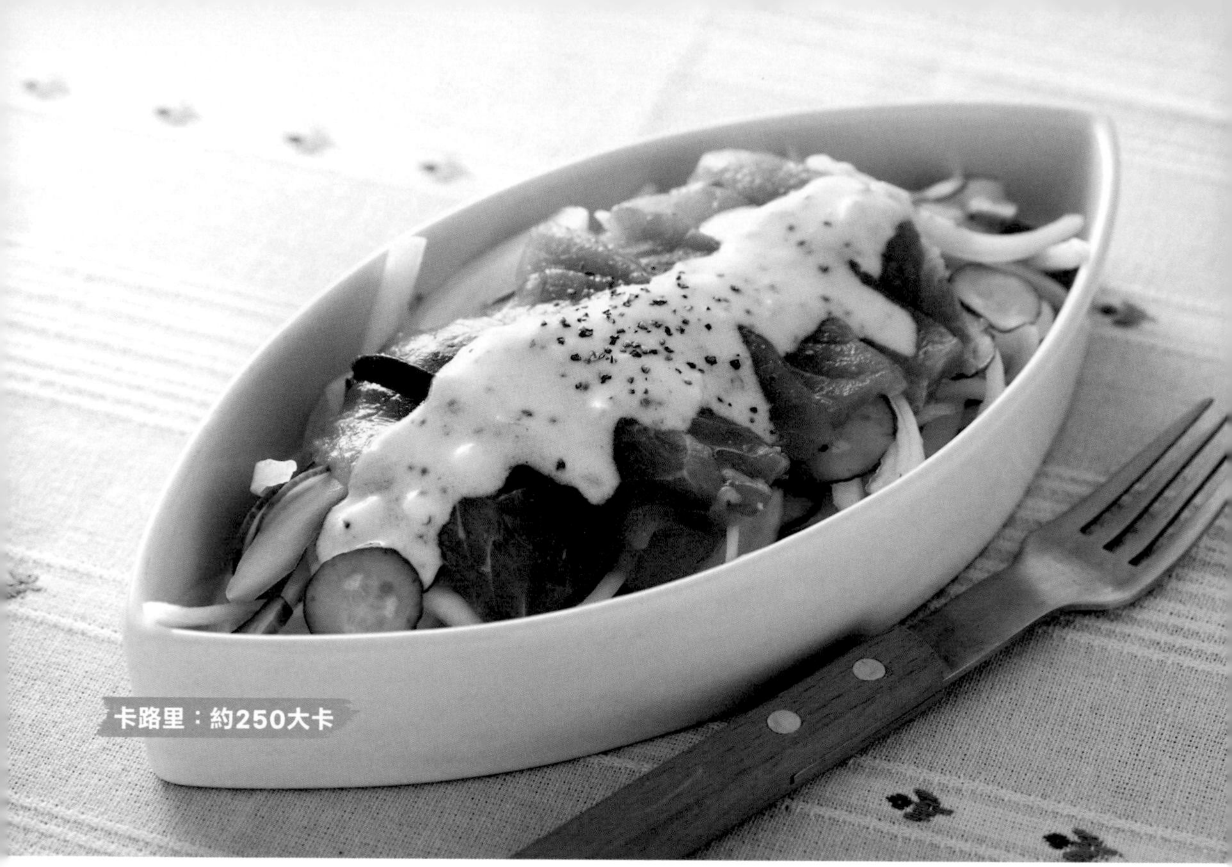

美味沙拉 06

黃芥茉竹筴魚沙拉

竹筴魚是一種青色魚類，具有預防動脈硬化的功能，可以多吃。以醋醃漬並拌入優格後，不但沒有魚腥味，而且整道料理富含酵素，再加上香氣十足的顆粒黃芥末醬來提味，非常容易入口，令人意猶未盡。

材　料（1人份）

竹筴魚……2小條　洋蔥……1/8個
鹽巴……1/2小匙　小黃瓜……1/4條
醋……1小匙

醬汁調料

顆粒黃芥末醬 1/2小匙　檸檬汁……1/2大匙
原味優格……1大匙　鹽巴……1/2小匙
橄欖油……1/2大匙　胡椒……少許

作　法

❶ 竹筴魚洗淨後切成三段，去除腹骨、小骨，灑上鹽巴，靜置約1小時。
❷ 取一大盤，把醋倒入，並將靜置後的竹筴魚塊水分完全擦乾後，放入醋盤內醃漬1小時。食用前，取出魚塊，把魚皮剝掉，並斜切成容易入口的大小。
❸ 洋蔥切絲，小黃瓜對半直切、再斜切成薄片，放入大碗中，灑上鹽巴稍加揉搓，靜置片刻，待出水後，再將水分瀝乾。
❹ 另取一碗，將黃芥茉醬等所有調料倒入拌勻，即完成醬汁。
❺ 取一小盤，依序放入洋蔥絲、小黃瓜片，鋪上竹筴魚片，搭配醬汁食用即可。

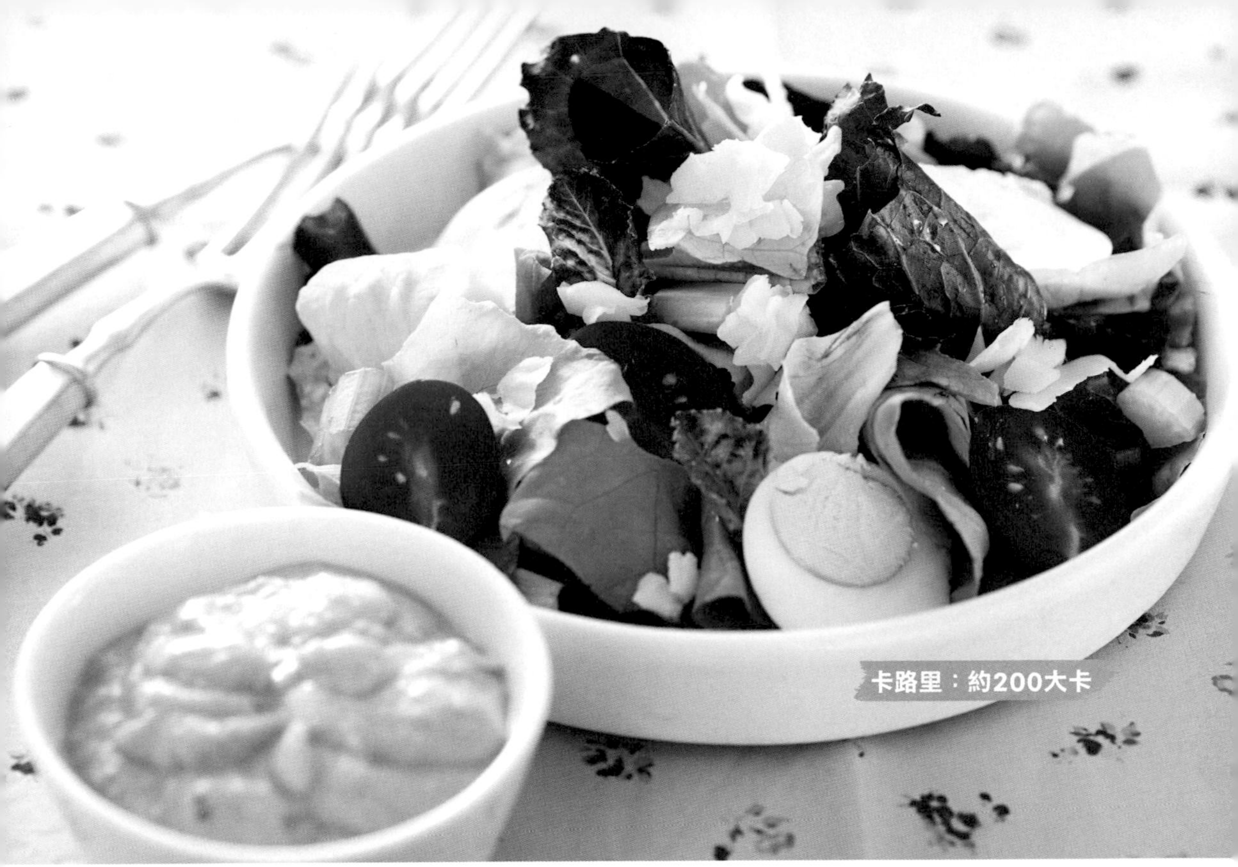

美味沙拉 07

雞蛋鮮蔬酪梨醬沙拉

這道沙拉沒有「肉」，而以「蛋」來做為提供蛋白質的主角。搭配富含纖維質及酵素的萵苣、芹菜、小番茄等生菜，並以營養完整、色澤漂亮的酪梨及胡蘿蔔來做沾醬，色味俱全！

材料（1人份）

雞蛋	1個	紫蘇葉	1小把
萵苣	1/4個	芹菜	1/2根
小番茄	4個	白醋	少許
帕馬森起司(Parmesan Cheese)	適量		

醬汁調料

酪梨	1/2個	檸檬汁	1大匙
胡蘿蔔丁	1/2小匙	鹽巴	1/2小匙
水	1大匙	胡椒	適量
橄欖油	1小匙		

作法

❶ 雞蛋放入冷水鍋中，開中火，至蛋全熟約需10分鐘。
❷ 蛋煮好後，取出放在冷水中冷卻，再剝殼、對切。
❸ 萵苣、芹菜、紫蘇葉洗淨後瀝乾，撕成生菜片。小番茄洗淨，對半切。
❹ 酪梨對半直切，取出果肉切丁，再連同胡蘿蔔丁及其他醬汁材料放入果汁機中，打成滑順霜狀。
❺ 取一大碗，放入生菜、小番茄、蛋片，灑上帕馬森起司，搭配酪梨醬汁食用即可。

美味沙拉 08

優格小黃瓜嫩牛肉沙拉

魚類之外，較可生食的肉品，大概就屬牛肉了，雖然就健康的考量並不鼓勵常吃紅肉，但若無法完全禁絕，偶一為之還是可接受的。同時，這道料理以優格來取代傳統的黑胡椒醬、蘑菇醬、塔塔醬等，酵素含量豐富，不妨一試！

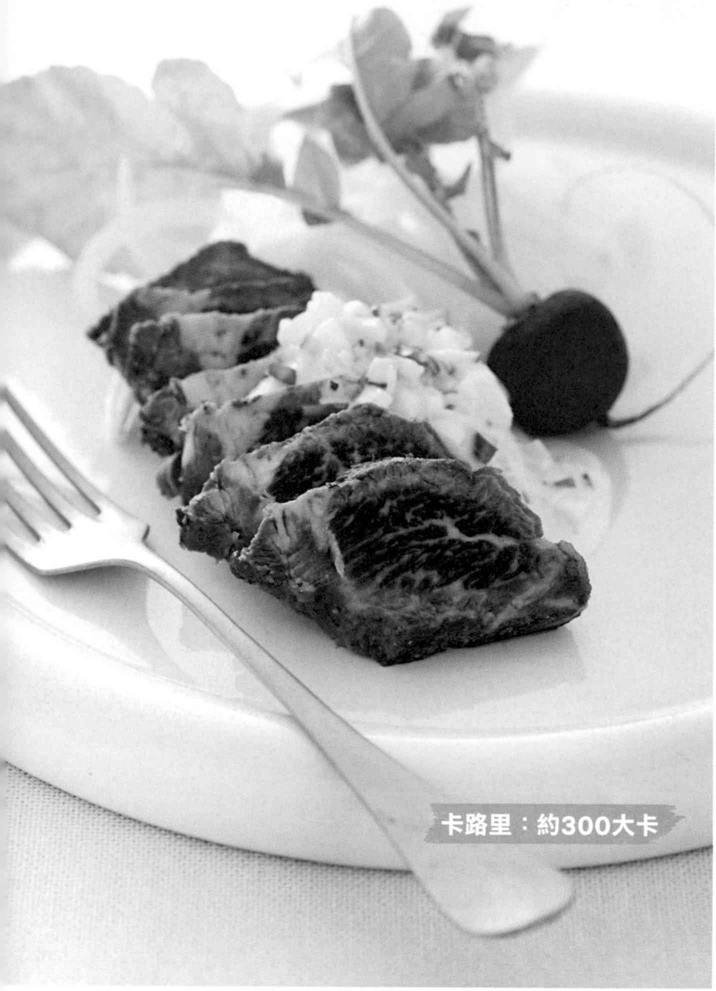

卡路里：約300大卡

材　　料（1人份）

牛腿肉（整塊）……100公克
橄欖油……1/2小匙
洋蔥薄片……1/8個
鹽巴……1/2小匙

醬汁調料

小黃瓜……1/4條
洋蔥末……1/2大匙
原味優格……1大匙
美乃滋……1大匙
鹽巴……1/2小匙
胡椒……適量

作　　法

❶ 橄欖油倒入平底鍋中加熱後，放入整塊牛肉，待表面變色、內部為半熟狀態，即關火，並用鋁箔紙把牛肉包裹起來，於室溫中靜置30分鐘。
❷ 小黃瓜洗淨、切成碎丁，再用1/2小匙鹽醃漬10分鐘。
❸ 醃好後，小黃瓜加入切好的洋蔥末，並加入原味優格、美乃滋、胡椒混合均勻，即完成沾醬。
❹ 取1/8個洋蔥切薄片，灑上1/2小匙鹽，輕輕揉搓至洋蔥變軟後再用冷開水沖洗，並瀝乾。
❺ 靜置後的牛肉切成薄片、裝盤，再放入洋蔥薄片，並佐以沾醬即可。

美味沙拉09

鮮蝦蔬果優格沙拉

綠色的小黃瓜、紅色的小番茄、黃色的黃椒，讓這道料理不但酵素含量高，而且顏色鮮豔豐富，再搭配富含蛋白質的鮮蝦，以及具有植物性脂肪、口感軟潤的酪梨，實在超滿足，就算不減重，也會忍不住想吃！

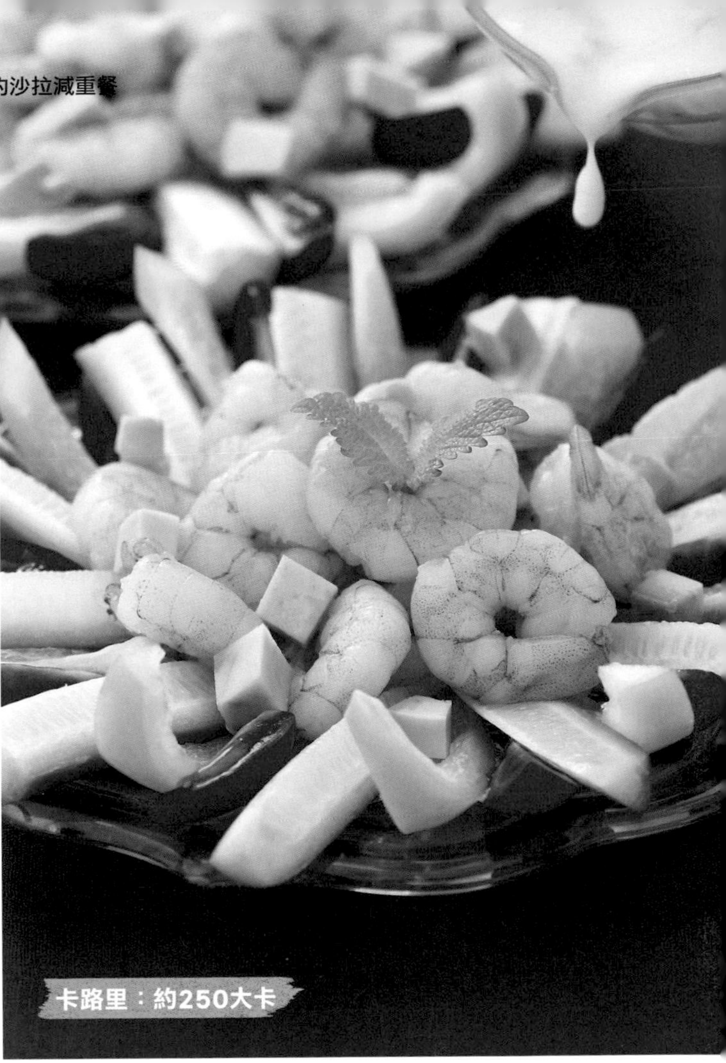

材料（1人份）

鮮蝦	250公克
酪梨	1/2顆
黃椒	1/2顆
小黃瓜	1/2條
小番茄	5顆

醬汁調料

原味優格	1/2杯
橄欖油	1/2大匙
檸檬汁	1/2大匙
鹽巴	1/2小匙

作法

❶ 鮮蝦以沸水汆燙後，剝去外殼備用。
❷ 酪梨切成小塊；黃椒、小黃瓜縱切成1公分寬長條；小番茄洗淨備用。
❸ 將原味優格等所有調味材料倒入一小碗中，攪拌均勻，即完成醬汁。
❹ 將鮮蝦、酪梨、黃椒、小番茄等加以擺盤，搭配醬汁食用即可。

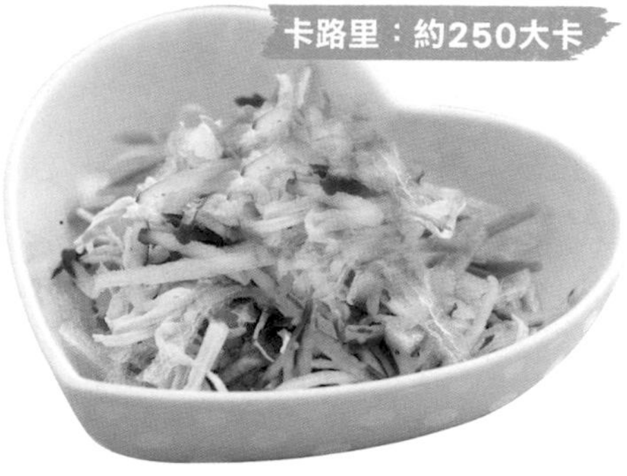

美味沙拉 ⑩

三色雞絲沙拉

同樣是雞肉，雞胸部位的脂肪含量最低，搭配小黃瓜、紅蘿蔔及洋蔥，並採用醬油黑醋口味的醬汁，吃起來極為爽口，尤其，再加上白芝麻，不僅增加口感層次，更豐富了香氣，是一道非常「對味」的減重美食！

材　料（1人份）

雞胸肉	150公克
小黃瓜	1/2條
胡蘿蔔	1/4根
洋蔥	1/8顆

醬汁調料

橄欖油	1/2大匙
淡醬油	1大匙
海鹽	1/4小匙
黑醋	1/2大匙
白芝麻	1/2小匙

作　法

❶ 雞胸肉汆燙熟，放涼後用手撕成雞絲。
❷ 小黃瓜及胡蘿蔔洗淨，瀝乾後刨成細絲；洋蔥洗淨後切成細末。
❸ 橄欖油、淡醬油、海鹽及黑醋拌勻成醬汁。
❹ 混合❶及❷材料，撒上白芝麻，搭配醬汁食用。

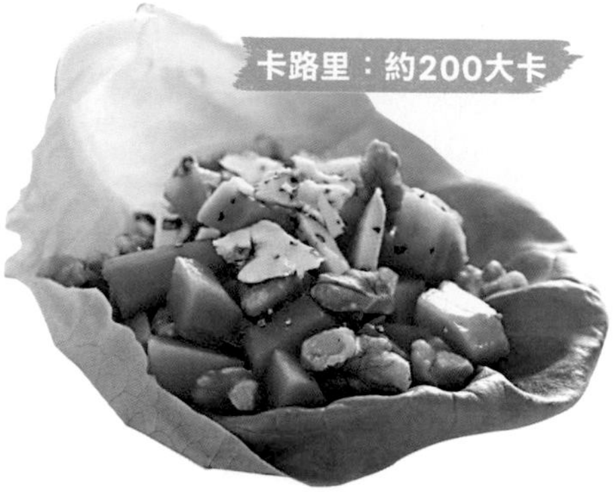

美味沙拉 ⑪

藍紋起司木瓜沙拉

木瓜本身是富含酵素的水果，而藍紋起司則是山羊奶以綠黴發酵後所製成，所以不但擁有獨特的氣味，更含有大量酵素。只要加上一點點蜂蜜，就可以調和提味，讓這道沙拉料理非常迷人。

材　料（1人份）

木瓜	1/4個	藍紋起司	40公克
核桃	10公克	蜂蜜	少許
結球萵苣葉	1片	粗粒胡椒	少許

作　法

❶ 木瓜對半直切後削皮、去籽，再切成小塊。
❷ 核桃粗切成丁。
❸ 萵苣葉剝下、洗淨後，浸入冰水1分鐘，使其變得清脆後瀝乾水分，置於盤中備用。
❹ 取一碗，放入木瓜塊、核桃丁，再加入藍紋起司拌勻。食用前，以勺挖取放在萵苣葉上，再淋上蜂蜜、灑上胡椒粒即可。

美味沙拉⑫

香蔥鮪魚納豆沙拉

生魚片中含有酵素，而納豆屬於發酵食品，裡面更是富含蛋白酶、澱粉酶、解脂酵素、纖維素酵素等各種不同種類的消化酵素。加上這道料理採用大量辛香蔬菜來做搭配，可充分去除一般人不習慣的納豆味道，絕對是一道好吃又有酵的生魚片沙拉。

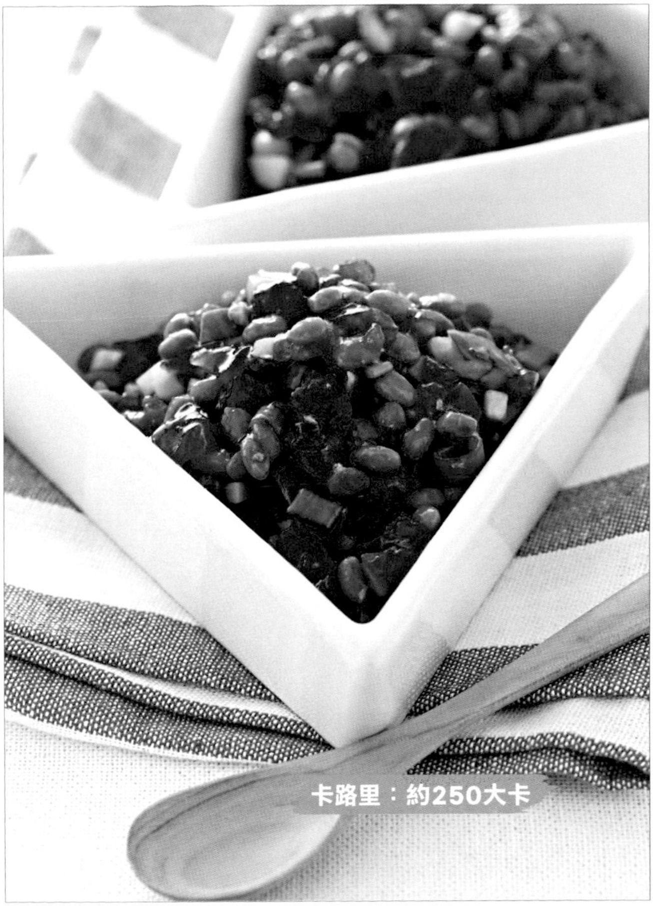

材　料（1人份）

生鮪魚片	100公克	香菜末	1大匙
納豆	50公克	辣椒	1/2小根
小黃瓜	1/4條	醬油	1/2大匙
青蔥	1根	柴魚片	1小匙

作　法

❶生鮪魚片切成小丁。
❷小黃瓜、青蔥洗淨，切成小丁及蔥花。香菜、辣椒洗淨，切成碎末。
❸取一碗，放入生鮪魚丁、小黃瓜丁、蔥花、香菜及辣椒末，再加入納豆後，稍加攪拌。
❹最後淋入醬油、灑上柴魚片，拌勻後即可食用。

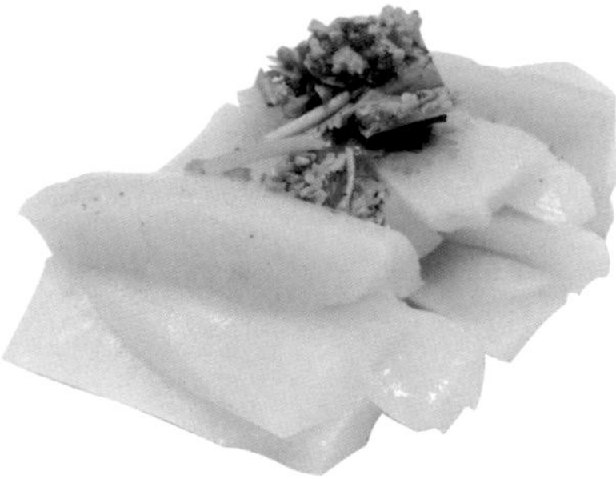

卡路里：約140大卡／1碗

❻豌豆粉

曬乾後的豌豆含有豐富蛋白質，其中包括人體必需的八種胺基酸，可用來作為主食，例如「豌豆粉」就是源自雲南的一種雜糧製品，是將乾豌豆磨瓣、去皮、以水泡發後摻水磨成漿，再經過濾、熬煮成糊，最後冷卻凝固而成，所以大部分的組成是水分，熱量不高，質地細膩滑嫩，色澤薑黃透明，並具特殊的豌豆香氣，可煮湯熱吃，也可涼拌冷食。

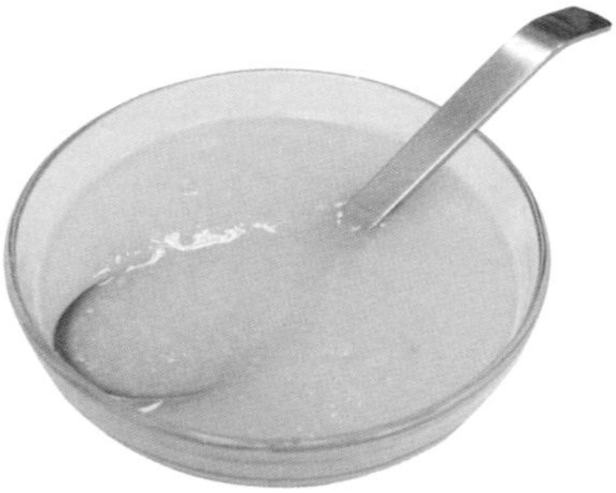

卡路里：約140大卡／1碗

❽小米粥

小米屬於雜糧作物，由於在碾製過程中「胚」的部分營養價值能完全保存，所以富含維生素B、維生素E、有機硒、鈣、鐵等微量元素，而且，纖維素含量相當高(8.6%)，僅低於燕麥而接近糙米，同時，除了碳水化合物外，還有蛋白及人體必需的八種胺基酸，是搭配沙拉享用的理想減重主食，適合熬成粥來吃。

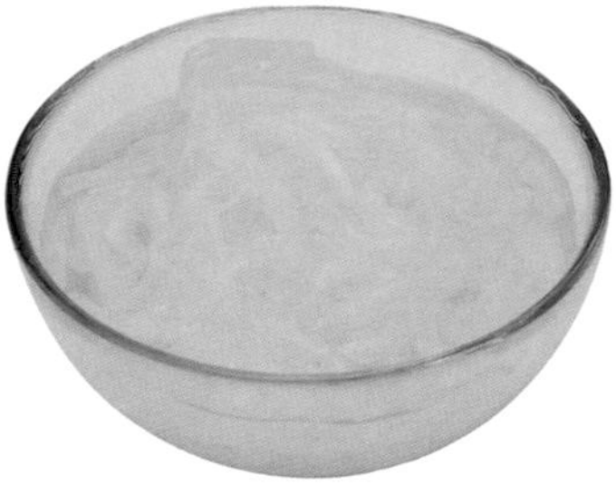

卡路里：約40大卡／1碗

❺蒟蒻麵

由蒟蒻製作而成蒟蒻麵，主成分為水、粗蛋白、醣類和纖維質，由於低卡高纖，加上吸水性強、食用後相當具飽足感，所以，對積極想減重的人來說，是取代澱粉的極佳選擇，也是控制體重的首選食材之一，可以水煮或涼拌，再搭配沙拉中的蔬菜與肉類，即可確保在減重同時攝取到均衡的營養素。

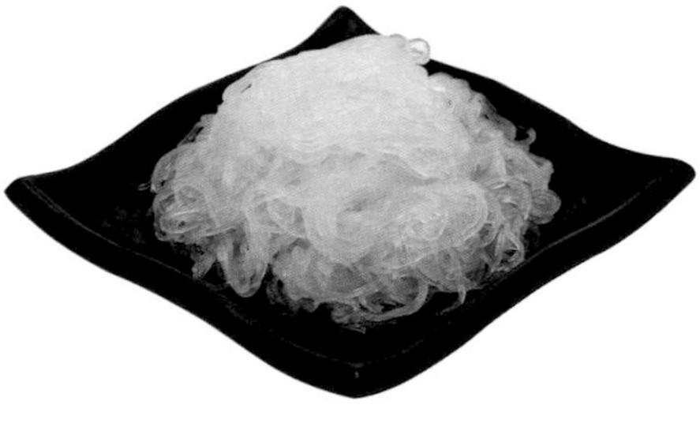

卡路里：約140大卡／1碗

❼冬粉

以綠豆為主要成分製作出來的冬粉，熱量比米飯、麵條都來得低——同樣煮熟後是一飯碗，普通麵條的熱量約為3/4碗白飯，而冬粉卻只有半碗飯的熱量，主要是因為它具有吸水膨脹度的特質，約可吸收二到三倍體積的水分，因此，雖然吃的是一碗冬粉，但卻只有半碗的量，也正因如此，必須特別注意不要用高湯煮食，也不要加入太多醬料拌食，以免反而吃進更多熱量。

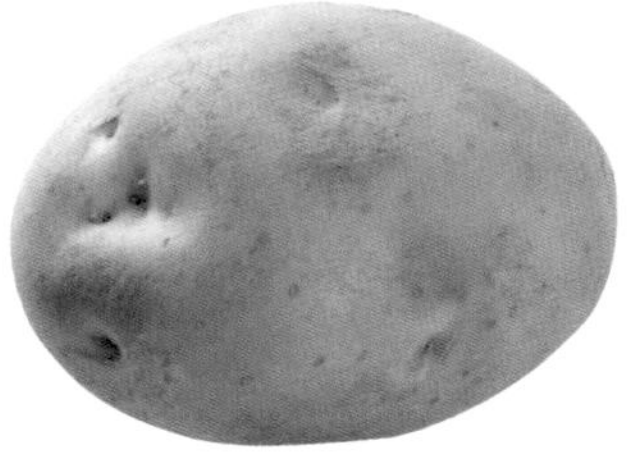

卡路里：約145大卡／中型1顆（約200公克）

⑨馬鈴薯

馬鈴薯雖屬於含大量澱粉的主食類食物，但因為含有豐富纖維質及維生素B群，用它來取代白米飯，不但熱量較低，而且還比較有飽足感。只是，常見的炸薯條、起司馬鈴薯等熱量太高，最好採取蒸、煮、烘烤的方式來烹調，可以幫助減少體內脂肪的沉澱堆積。

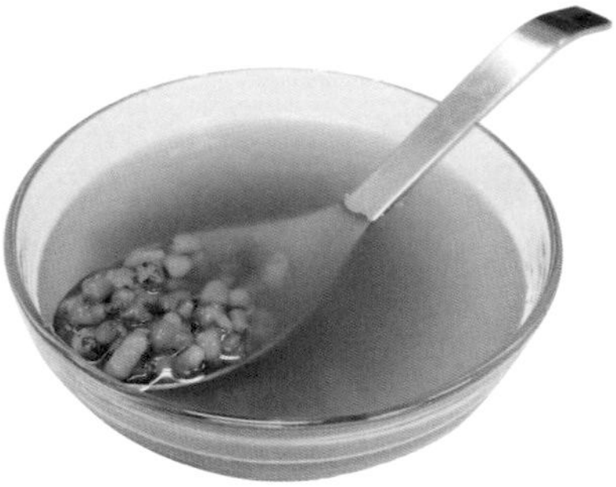

卡路里：約70大卡／20公克

⑩綠豆湯

綠豆屬於豆科植物，被拿來食用的種籽部位，除富含碳水化合物，並含有大量的植物性蛋白質、鈣、磷、鐵、各種維生素，以及膳食纖維、胡蘿蔔素等，是營養完整的主食類食物。也正因為它所含的澱粉屬於粗糙澱粉，稱得上是「高蛋白、高纖、低脂、高鉀」的健康食品，對身體具有良好的代謝作用，煮成綠豆湯且不要加太多糖，即可有效幫助減重。

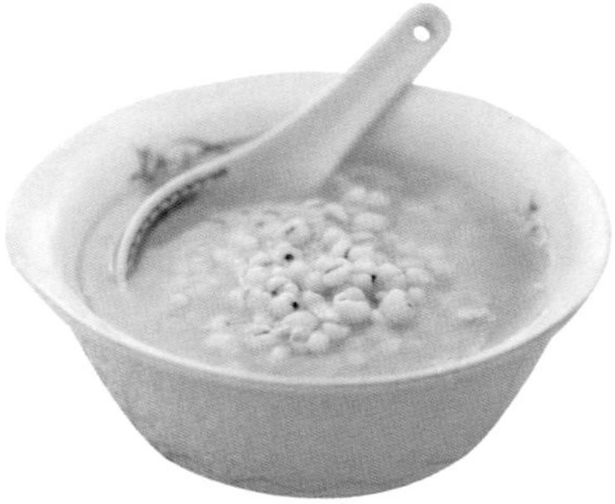

卡路里：約280大卡／1碗

⑪薏仁

薏仁屬於穀類，含有澱粉、蛋白質、礦物質、維生素 B1、B2及油脂等營養成分，並具豐富的膳食纖維，如每天食用60公克，即能有效降低膽固醇與血脂肪，並可促進體內血液及水分的新陳代謝、達到利尿的作用，進而使體重減輕。烹煮之前，必須先用冷水浸泡至少一小時，再以一碗薏仁對一碗半的水，放進電鍋裡煮熟。

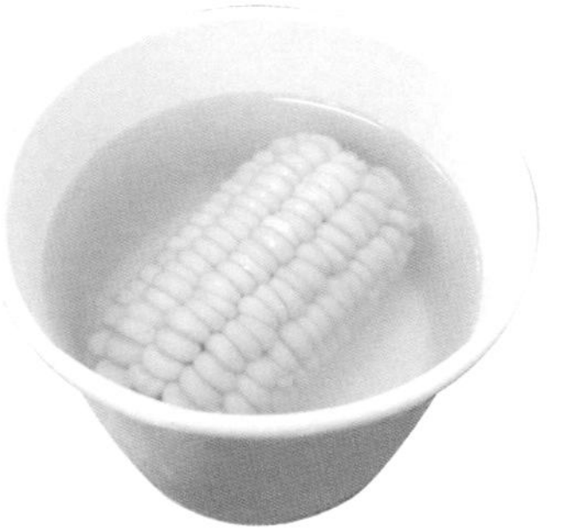

卡路里：約130大卡／1碗

⑫水煮玉米

五穀類當中的玉米，除含有澱粉、蛋白質、脂肪，並含大量亞油酸、卵磷脂、胡蘿蔔素、鉀、硒、鎂及維生素A、E、F，同時，其所含膳食纖維更是白飯的2.8倍，並含有可幫助人體氧化脂肪的代謝酵素，長期食用對於肥胖者及中老年人都有極大幫助。此外，玉米的熱量也低於米飯，每100公克罐裝玉米的熱量是93大卡，而新鮮玉米更只有65大卡。

有酵飲食 3

味美酵素多的泡菜激瘦餐

為什麼泡菜能夠幫助減重？

1. 泡菜屬於生食，食物酵素豐富

⬇增強代謝作用

由於不經加熱，泡菜裡面的所有食材，包括主要的白菜、蘿蔔、小黃瓜……等，以及一併醃入的大蒜、蔥、薑、辣椒等辛香蔬菜，酵素都能完整保留，也因此，能有效幫助吃下肚的食物消化得更好，還能讓體內負責脂肪燃燒的代謝酵素作用增強。

2. 泡菜熱量極低，纖維素含量高

⬇防止脂肪囤積

泡菜以蔬菜為主要原料，加上不用油烹煮，幾乎不含脂肪，所以熱量很低，卻又富含維生素、礦物質及膳食纖維，不但有助預防便秘、腸炎，還能防止脂肪囤積，並有效燃燒已形成的脂肪，讓身體更加輕盈。

3. 泡菜經過發酵，富含乳酸益菌

⬇消除便秘肥胖

許多泡菜（特別是韓國泡菜）在醃製的過程中，會加入魚醬、蝦醬或是貝類的醃漬物來進行調味，所以在自然發酵的過程中，會產生數量極為豐富的乳酸菌——1公克泡菜的乳酸菌約有8億，足可媲美優格類食品！而它們不但能抑制壞菌生長，還能使腸道內微生物分布正常化，進而排除因便秘而導致的肥胖。

4. 泡菜含香辛料，維生素效能強

⬇活化身體機能

辣椒、大蒜、洋蔥、韭菜等香辛蔬菜，是泡菜裡不可或缺的調味要角，也因含有不同營養素，所以能對身體機能產生不同的活化作用。例如辣椒中的「辣椒素」（Capsaicin），具強力燃脂效果，並可促進胃液分泌、幫助消化；大蒜獨具的「蒜氨酸」在進入血液後成為大蒜素，不僅能殺菌，還能和維生素E結合、增強維生素的吸收利用、促進能量正常代謝。

吃什麼樣的泡菜才有「酵」瘦身？

1. 富含膳食纖維的蔬菜

↓延緩腸道對糖的吸收

泡菜的主要原料是蔬菜的根、莖、葉、果，但**並非所有蔬菜都適合拿來做減肥泡菜**，**最好挑選富含膳食纖維的蔬菜**，像質地脆嫩的大白菜、高麗菜、小黃瓜、豆類等。**因為膳食纖維能對腸道發揮良好的作用**，**間接影響體內的新陳代謝**，而最明顯的例子，就是能增加糞便柔軟性、促進腸胃蠕動，有助排便、解便秘。一年四季，都有適合用來做泡菜的蔬菜：

春季蔬菜：小白菜、萵苣、竹筍。

夏季蔬菜：豇豆、苦瓜、黃瓜、茄子、洋蔥。

秋季蔬菜：洋蔥、青椒、甜椒、韭菜花、南瓜。

冬季蔬菜：蘿蔔、大頭菜、冬筍、大白菜。

2. 採用天然無添加的辣椒、薑、蒜

↓加速體內脂肪的代謝

在「減重泡菜」中加入新鮮的辣椒、薑、蒜，除了可以增添風味、強化殺菌效果，還有一個很重要的原因，就是這類具有辣味的**香辛料因為成分中具有刺激性，吃了之後會產生「增高體溫」的作用，而人體體溫每升高攝氏1度，就能提升13%的代謝速率，所以，多吃就能造成「易瘦體質」**——根據研究顯示，體溫攝氏36.7度時的代謝率最高，消耗脂肪也最快，而女性常因為代謝不良、常處於四肢冰冷的狀態，所以，身材也容易「走山」。而「蒜頭」具有加速心跳、擴張皮膚血管、維持體表溫度的功效；「薑」能助促進血液循環；「辣椒」則可防止脂肪形成，還能燃燒已存在的脂肪；因此，在泡菜中加入這些材料，就能提升身體的新陳代謝，而一旦新陳代謝機能良好，身體也就比較容易瘦下來。

3. 經過完整良好的乳酸發酵

↓促進多餘養分的排出

泡菜發酵靠的是「溫度」，也由於過程中乳酸菌產生作用，所以泡菜才會產生酸味。不過，在室溫中發酵後，就得隨即放入冰箱，以免溫度太高讓泡菜中的雜菌增生，導致泡菜變味、腐敗，那就糟糕了。

此外，在泡菜中添加魚醬、蝦醬，或醃漬鮮蚵、螃蟹等海產，由於裡面富含蛋白質，會促使乳酸菌在發酵的過程中生長得更快，而這些活的益菌可以直達腸道，不但可促出體內的多餘養分排出、避免脂肪形成，還能幫助體內環保，減少便秘發生。

加入美味泡菜的三餐激瘦食譜

泡菜多半被拿來當作佐餐的配菜，除了下飯、調節口味，也有醒酒、解膩的特殊效果。若以減重為目的來食用泡菜，那麼，除了必須注意意務必購買或自製「發酵完全」、乳酸菌豐富的泡菜，同時，在其他菜色的搭配上，也應盡量顧及「營養均衡」的原則，才能讓自己瘦得有效、瘦得健康。

本單元即示範幾種泡菜料理作法，除方便大家在家自行製作，也提供作為變化菜單的參考！

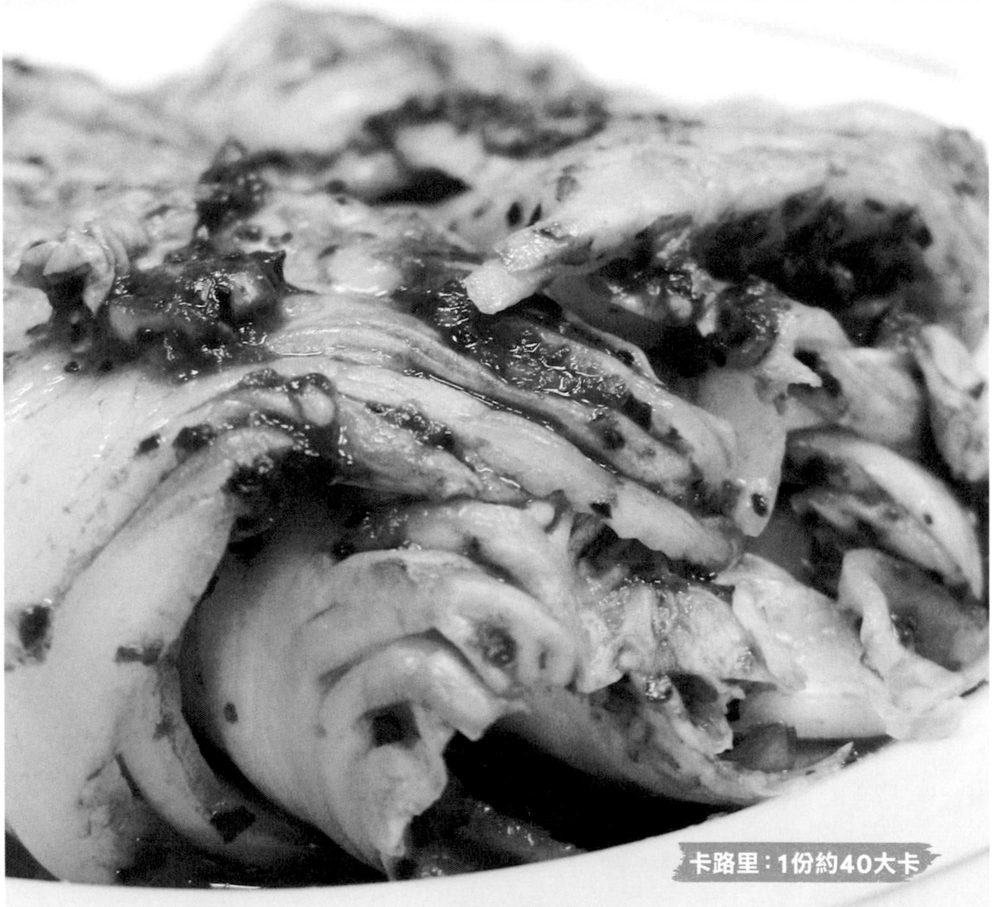

卡路里：1份約40大卡

泡菜料理 01

韓式大白菜泡菜

源自韓國的大白菜泡菜可說是最經典的泡菜代表，一般在大型超市或傳統市場都不難買到。但若喜歡吃「正宗韓國進口」的泡菜，那麼，長期下來也是一筆不小的開銷。其實，大白菜泡菜的製作方式不難，只要選對材料、做對步驟，就能在家做出「好吃又有『酵』」的道地泡菜料理！

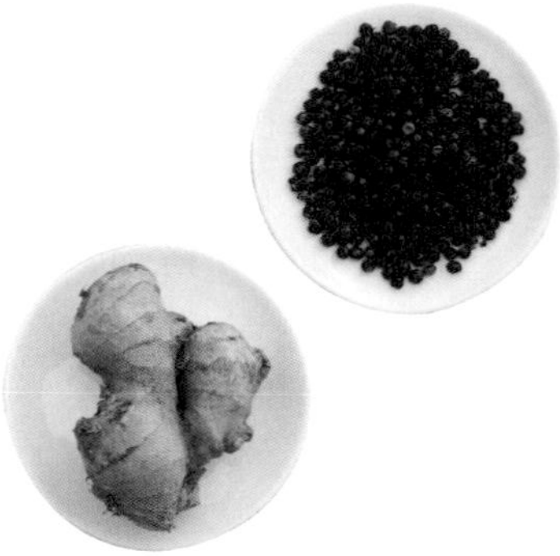

材料（約15次份）

山東大白菜	1～2顆（約2公斤）
粗鹽	8大匙
胡蘿蔔	150公克
白蘿蔔	300公克
韭菜	150公克
青蔥	2根
辣椒	12根

醃漬醬料

韓國辣椒粉	8大匙
韓國魚露	2大匙
韓國蝦醬	1大匙
水梨或蘋果	1/2個（打成泥）
白細砂糖	2大匙
蒜末	4大匙
薑末	1大匙

作法

❶山東大白菜從根部劃十字縱切兩刀，再用手撥開成四等分，並稍加沖洗乾淨、略為晾乾。
❷粗鹽分成四份，將大白菜從根部一葉葉掀開、均勻抹上粗鹽，再放入大盆中用重物壓著靜置6～8小時。
❸將大白菜移置水龍頭下，以清水沖去鹽分後，輕輕擠去水分，瀝乾備用。
❹胡蘿蔔、白蘿蔔洗淨後去皮、刨絲；韭菜及青蔥洗淨後切成4公分小段；辣椒洗淨後切丁。
❺取一大碗，放入紅、白蘿蔔絲後，加入辣椒粉、魚露、蝦醬、糖、果泥、蒜、薑，並充分拌勻。
❻再加入韭菜、青蔥及辣椒，稍加輕拌後，靜置10分鐘待其入味，即完成醃醬。
❼將醃醬分為四等分，開始於每份白菜的每一葉片均勻塗抹醃醬，完成後，再從白菜根部往前捲成球狀。
❽四份白菜都捲好後，即可塞入清潔乾燥的容器中，並從上面用力擠壓讓空氣釋出，盡量不要留下空隙。
❾密封蓋好，讓它在室溫下發酵約1～2天，再放入冰箱冷藏發酵約5天，即可食用。

泡菜料理 02

韓風涼拌韮菜

韮菜屬低鈉、高鉀蔬菜，除可幫助血壓控制，還能增加膽固醇利用率，降低血脂肪及血膽固醇。此外，也因富含纖維質，所以能刺激腸道蠕動，減少糞便中有毒及致癌物質與腸黏膜接觸的機會。作成泡菜之後，加上發酵作用的影響，更讓這道菜成為理想的減重料理，也能拌入蕎麥麵、蒟蒻、豆腐等，變化更多吃法！

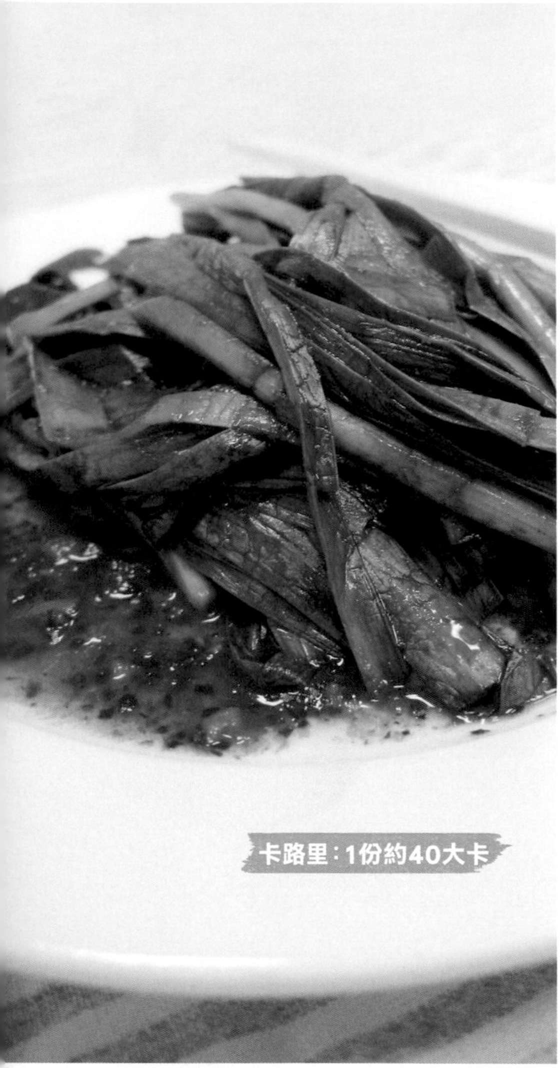

卡路里：1份約40大卡

材　料（3次份）

嫩韮菜	300g
鹽	1大匙

醃漬醬料

薑末	1/2小匙
蒜末	1小匙
韓國辣椒粉	1大匙
醬油	1大匙
辣椒醬	2大匙
砂糖	2大匙
熟白芝麻	1大匙

作　法

❶ 嫩韭菜洗淨後，置入一大碗中，再將葉片稍微撥開、撒入鹽巴，以手抓勻後醃製約20分鐘。
❷ 把薑、蒜、韓國辣椒粉、醬油、辣椒醬及砂糖加以調和，最後再加入白芝麻拌勻，即完成醃醬。
❸ 將軟化後的韭菜取出，擠乾水分後，於葉片上均勻塗抹醃醬。
❹ 完成後，將韭菜放入密閉容器，置於冰箱冷藏2～3天即可食用。

泡菜料理03

韓式麻辣小黃瓜

小黃瓜含水量高達90%，熱量極低，還具有豐富的維生素C、E及纖維質，口感爽脆，是常被拿來做涼拌菜、直接生吃的瓜果類蔬菜。以韓國常見的作法將小黃瓜作成泡菜，除了提升酵素含量，同時，有可以加以應用變化成不同的減重料理，例如涼拌麻辣小黃瓜蒟蒻麵、乾拌麻辣小黃瓜冬粉等，美味、低脂，又方便！

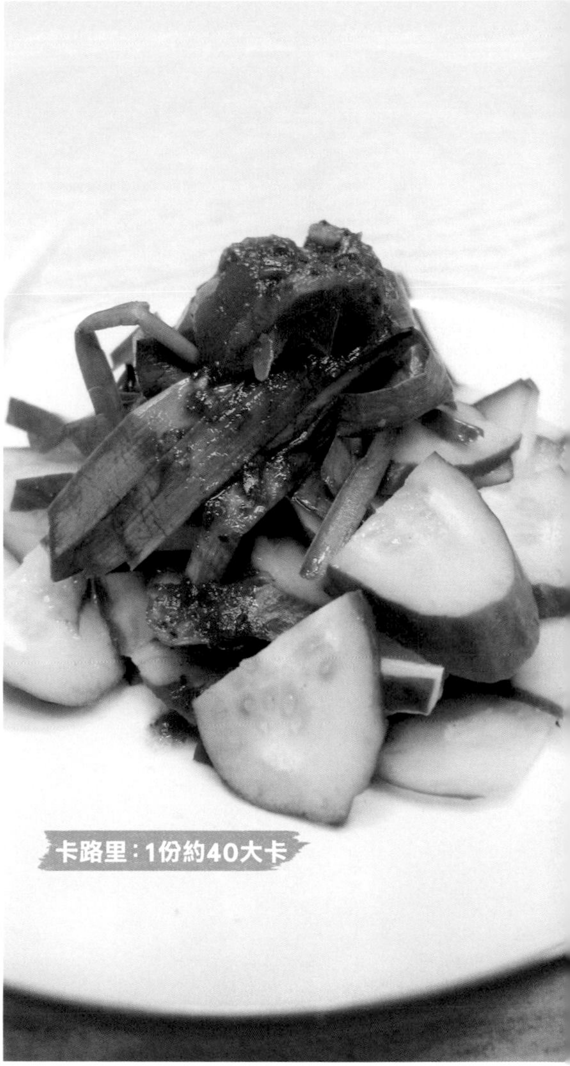

卡路里：1份約40大卡

材　料（3次份）

黃瓜	3條
韭菜	6棵
鹽巴	3小匙
冰水	2又1/2杯

醃漬醬料

蘋果	1/4個
蒜末	1大匙
薑末	1小匙
韓式蝦醬	1大匙
韓國辣椒粉	2大匙
麻油	1大匙
魚露	1大匙
糖	1大匙
鹽	1/2小匙

作　法

❶黃瓜洗淨後，去頭尾、切片；韭菜洗淨、切小段。

❷取一大碗，加入冰水及鹽，再放入切好的黃瓜片及韭菜，浸漬2～3小時後，取出壓除水分，並加以瀝乾。

❸蘋果洗淨去皮後磨成果泥放入碗中，先加蒜末、薑末及韓式蝦醬拌勻，再加入辣椒粉、麻油、魚露、糖、 鹽，充分調和後即完成醃醬。

❹取一保鮮盒，放入瀝乾的黃瓜、韭菜，再將上述醃醬一邊拌入，一邊壓緊盒中的黃瓜，最後蓋上密封蓋，放入冰箱3～4天發酵完成後即可食用。

泡菜五穀壽司捲

五穀米屬於粗糙澱粉，用來做壽司，比用白米多了膳食纖維，可促進助腸道消化及脂質代謝。而加入泡菜之後，又增添了乳酸菌及生菜的「生食」功效，對於減重者來說，是一道「吃得飽又吃得巧」的聰明料理！

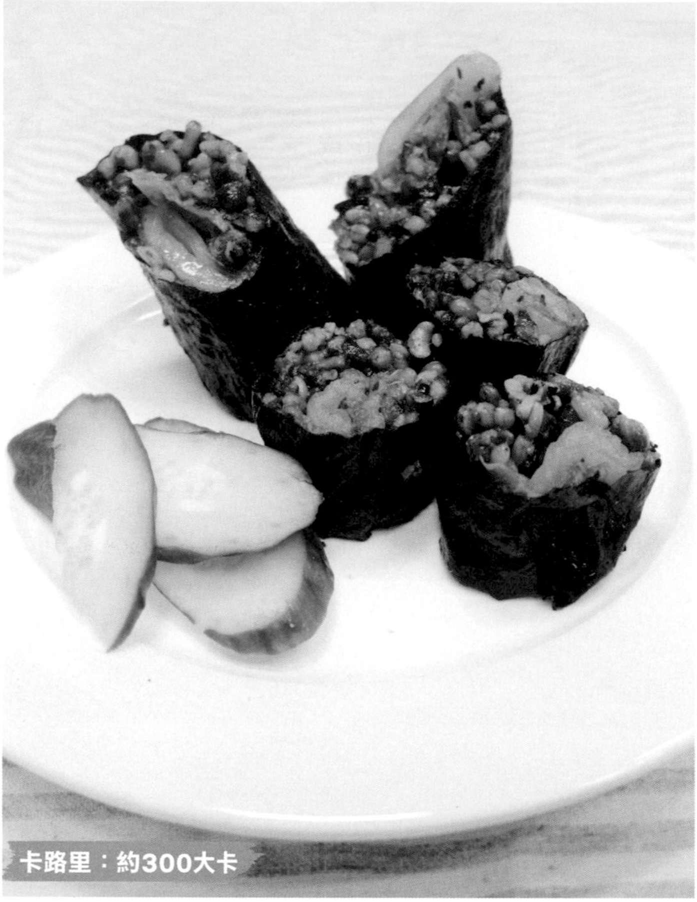

材　料（1次份）

美生菜	1大片	海苔片	1片
胡蘿蔔	1/4根	五穀飯	半碗
韭菜	2根	白芝麻粒	1/2小匙
豬五花薄片	50公克	海苔粉	適量
大白菜泡菜	60公克	保鮮膜	1張

醬汁調料

麻油	1/2小匙
鹽	1/2小匙
醬油	1/2小匙

作　法

❶ 美生菜洗淨後瀝乾；胡蘿蔔去皮切成細條；韭菜洗淨、切段，汆燙後放涼備用。
❷ 平底鍋燒熱後放入麻油，再放入豬五花薄片快炒至肉變色，再加入大白菜泡菜、鹽、醬油，稍加拌炒即可關火。
❸ 將海苔片放在保鮮膜上，舖滿五穀飯後，撒上白芝麻粒、海苔粉，再蓋上美生菜，最後依序加入泡菜炒肉片、胡蘿蔔條及韭菜，捲成壽司捲狀後切片即可。

泡菜料理 05

麻辣小黃瓜拌蒟蒻絲

蒟蒻每100克的熱量僅20卡，加入火腿及涼拌小黃瓜之後，除具有蛋白質，並含維生素、纖維質及酵素等對於減重極具幫助之成分。若吃不慣蒟蒻，可以寬冬粉或蕎麥細麵取代，但使用份量須減至50～80公克，且熱量會增加150大卡左右。

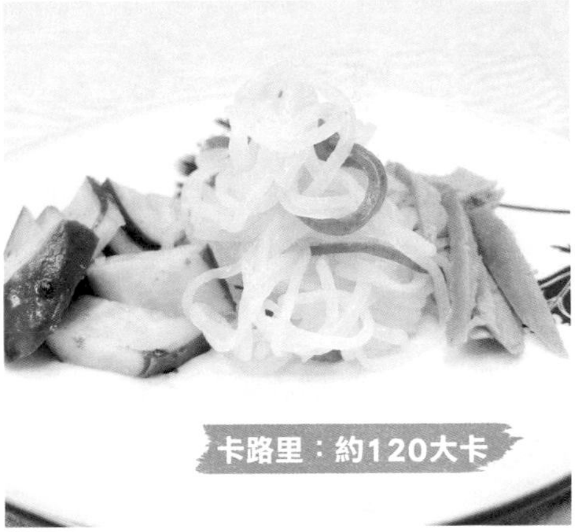

材　　料（1次份）

白蘿蔔絲……1大匙
蒟蒻絲……100公克
火腿片……50公克
麻辣小黃瓜……50公克

醬汁調料

橄欖油……1小匙
韓式辣醬……1小匙
糖……1/2小匙
冷開水……1大匙

作　　法

❶ 蒟蒻絲汆燙後放涼，火腿片成絲備用。
❷ 取一大碗，倒入橄欖油、韓式辣醬、糖及冷開水調和後，拌入蒟蒻絲、火腿絲及韓式麻辣小黃瓜即可。

泡菜料理 06

泡菜番茄豆腐片

豆腐熱量低，卻富含植物性蛋白；番茄具豐富維生素及礦物質，加上含有乳酸菌的重口味泡菜，讓這道理清爽又夠味。如果不搭配其他澱粉主食，也可將材料份量調為三倍，用來當做一頓午餐或晚餐，都很合適。

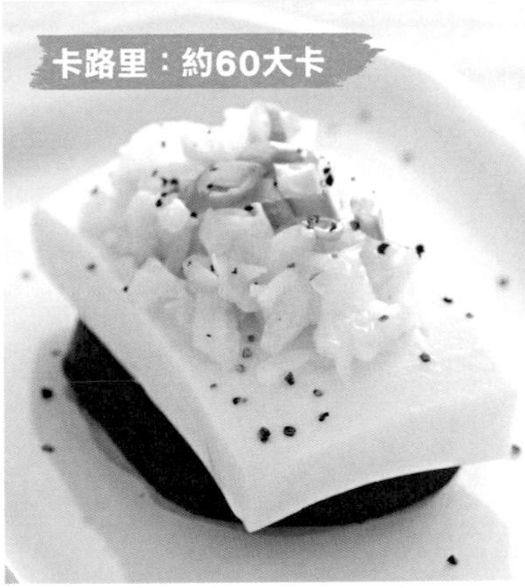

材　　料（1次份）

大白菜泡菜……50公克
青蔥……1/2根
嫩豆腐……1片
番茄……1片
粗粒胡椒粉……少許

作　　法

❶ 韓式大白菜泡菜切碎丁;青蔥洗淨切成蔥花。
❷ 嫩豆腐取出後，從中間對半縱切，再橫切成三等分約1.5公分厚片；番茄洗淨對切，再切成1.5公分厚片。
❸ 取一盤，將番茄、豆腐、泡菜由下而上依序重疊放入。
❹ 最後灑上青蔥花及粗粒胡椒粉即可。

泡菜料理 07

泡菜生魚片涼麵

在涼麵中加入符合「生食」原則的生魚片和清脆蔬菜，以及具有豐富乳酸菌的泡菜，不但兼顧了醣類、蛋白質、維生素、礦物質的營養需求，同時也因為發酵食品泡菜的帶動，加強了這道料理的健康成分。此外，也因為乾麵條的取用量是一般煮一大碗麵（100公克）的一半，所以，熱量也減少約180～200大卡，適合減重。

材料（1份）

- 白蘿蔔絲……1大匙
- 萵苣……25公克
- 綠花椰菜嫩芽……20公克
- 細麵條（乾）……50公克（煮熟後約1飯碗）
- 冰水……1大碗
- 白菜泡菜……20公克
- 生魚片（隨喜好搭配魚類）……50公克

醬汁調料

- 韓國辣醬……1大匙
- 檸檬汁……1小匙
- 泡菜汁……1小匙
- 蜂蜜……1/2小匙
- 炒芝麻……1大匙

作法

❶ 白蘿蔔去皮切絲；萵苣洗淨後撕成小片；綠花椰菜嫩芽洗淨後去根、瀝乾備用。
❷ 燒半鍋水，煮沸後放進細麵，約8分鐘煮熟後撈起，放入冰水中涮過再撈起。
❸ 取一小碗，將韓國辣醬、檸檬汁、泡菜汁、蜂蜜、炒芝麻均勻混合，即完成醬汁。
❹ 在麵碗中加入白蘿蔔絲、萵苣，再倒入一半的醬汁，與麵條一起拌勻。
❺ 最後放上生魚片、泡菜及綠花椰菜嫩芽，再淋上剩下的醬汁即可。

泡菜料理 08

辣味韭菜烏龍涼麵

烏龍麵屬於熟麵條，市售一包大約為200公克，熱量即有420大卡。做這道減重料理時，可取半包為一餐份量，加入大量的韓風涼拌韭菜（參考第112頁），既有飽足感，也兼具生食蔬菜及發酵食品的營養功效。亦可採用大白菜泡菜取代涼拌韭菜，或將烏龍麵換成韓式冬粉，隨時依個人喜好變換口味。

材料（1人份）

- 水芹菜……1根
- 韓風涼拌韭菜（或大白菜泡菜）……50公克
- 烏龍麵……100公克（約半包）
- 冰水……1大碗
- 海苔絲……1大匙
- 白芝麻……1小匙
- 水煮蛋……1/2個

醬汁調料

- 醬油……1/2大匙
- 辣油……1/2大匙
- 烏醋……1/2大匙

作法

❶ 水芹菜洗淨、切碎末；韓式韭菜切碎末備用。
❷ 燒半鍋水，煮沸後置入烏龍麵約3分鐘燙熟後撈起，放入冰水中涮過再撈起。
❸ 於麵碗中放入水芹菜與韭菜末，並倒入醬油、辣油、白醋，充分加以拌勻。
❹ 最後放入白煮蛋，灑上海苔絲及白芝麻即可。

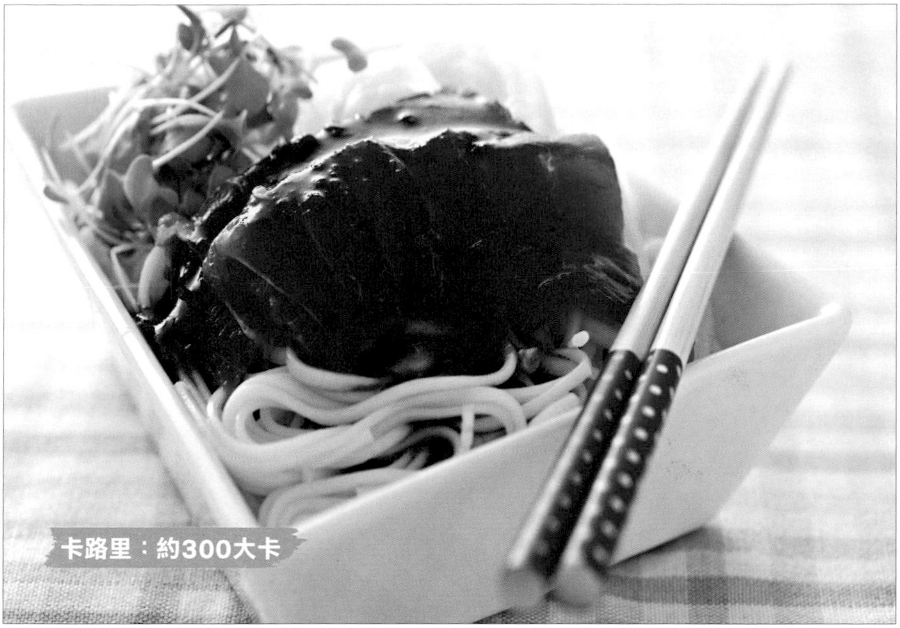
卡路里：約300大卡

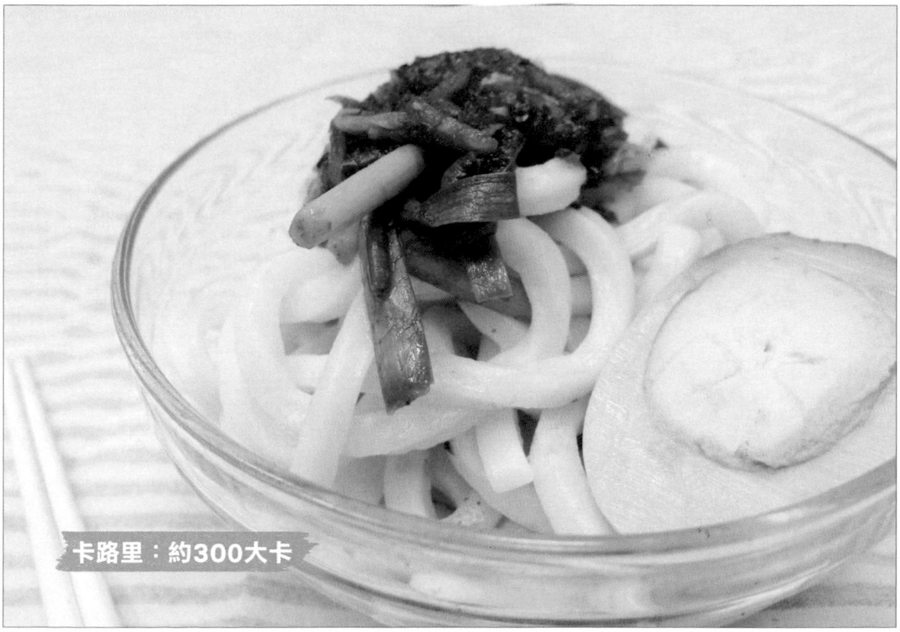
卡路里：約300大卡

PART 5

【附錄篇】

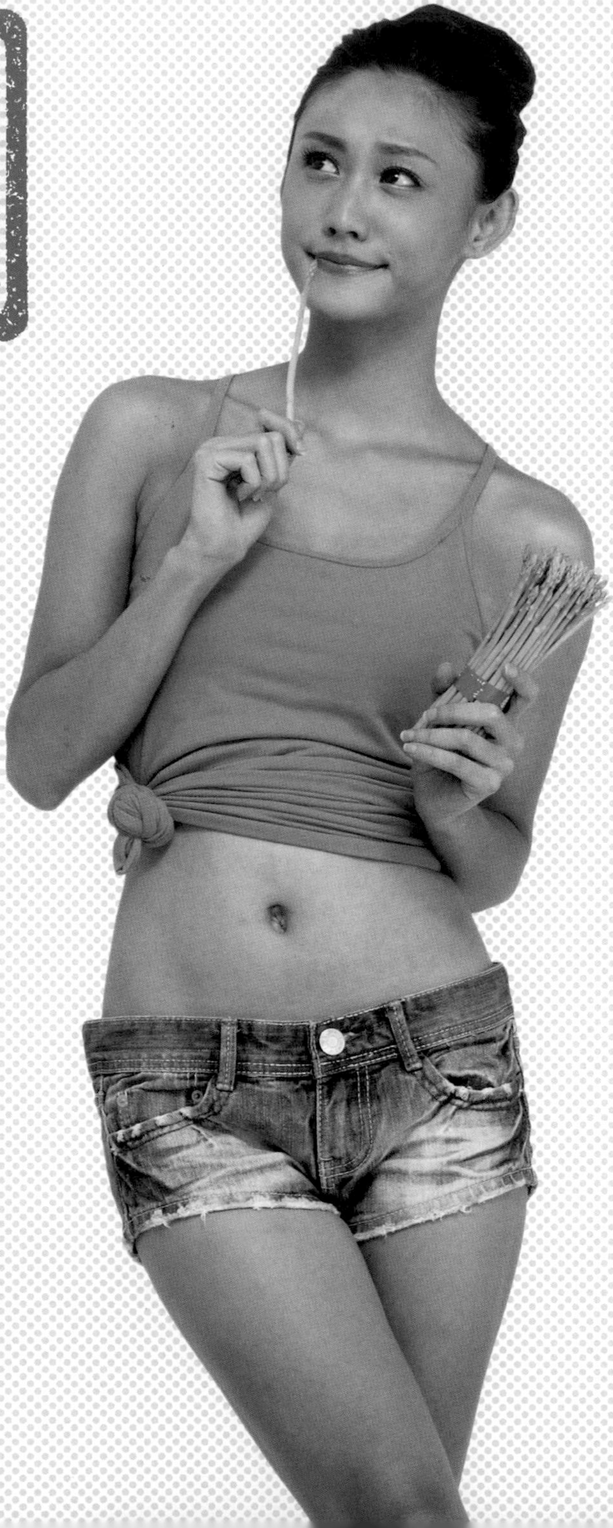

超實用！

天天都用得到的「有酵飲食」隨身秘笈！

——完全QA、瘦身運動、外食建議，一次全收錄！

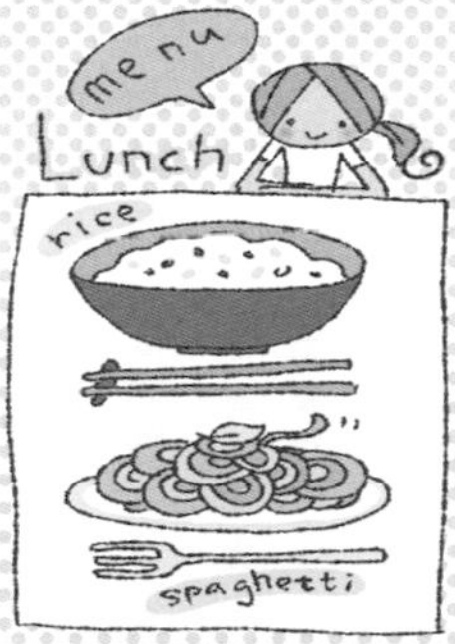

實用附錄 1

關於「有酵飲食瘦身」的13個Q&A！

一次解決你對「生食」的疑問！

Q 01 有沒有什麼食物是不適合生食的？

A 雖然生食含有許多酵素，但是，食物當中仍有許多並不適合直接生吃，當然應該要避免。

1. 五穀類：除了生食實在難以下嚥外，五穀的種籽裡含有植酸鈣、鎂等礦物質，若不經烹煮，就不能被人體消化系統吸收。同時，經過烹調後，也能讓其中的菸鹼酸更容易被吸收，讓澱粉類、蛋白質更易於被消化。

2. 豆類：由於當中含有會阻止分解蛋白質的酵素——胰蛋白酵素（Trypsin）運作的物質，所以，如果生吃，容易引起消化不良、腹脹和腹瀉。另外，像豌豆等豆莢類食物含紅血球凝集素及胰蛋白抑制因子；黃豆、荷蘭豆、扁豆、四季豆則含豆類皂素，都必須經過加熱破壞，以免引起腸胃發炎或不適。

3. 富含澱粉的蔬菜：如馬鈴薯、芋艿（小芋頭）、地瓜等，都必須煮熟後吃，否則澱粉粒不破裂，人體根本無法消化。

4. 含有某些有害物質的蔬菜：例如一些豆類的籽粒和馬鈴薯的薯塊當中，含有一種叫做「凝集素」的有毒蛋白質，可使人體血液中紅血球凝集起來，萬一食入，將會引發噁心、嘔吐、腹瀉等症狀，嚴重時甚至會導致死亡。而經過煮熟之後，這種有毒蛋白質就會失去毒性。另外，像菠菜、紫蘇等營養價值很高的蔬菜，也因為含有高量的草酸，如果生吃，恐會引發急性腎衰竭，因為草酸會阻礙鈣質吸收，一但引發低血鈣症，就會嚴重危及肝腎功能。

5. 雞蛋：雞蛋所含的抗生物蛋白到達人體腸道後，會阻礙人體對生物素的吸收。且生雞蛋因為含有沙門氏菌等細菌，萬一感染，就會造成嘔吐、腹瀉等現象。

6. 豆漿：未經煮沸的生豆漿中，含有毒性物質，會導致蛋白質代謝障礙，並對胃腸道產生刺激、引發中毒症狀，嚴重者甚至會導致全身性的中毒，所以豆漿一定要煮熟後才喝。

Q02 有沒有哪些人不適合採行生食？

A 「生食」在歐美國家是非常盛行的，但由於外國人的生活習慣和身體機制都和東方人差異頗大，所以，當我們為了減重而採行生食飲食的時候，速度和內容還是要因人而異來進行調整。基本上，嬰幼兒、老年人、大病初癒者的消化系統較為虛弱，孕婦的體質狀況較為特殊，也無減重需求，所以較不建議生食。除此之外，只要是身體無特殊疾病、腸胃健康狀況無虞者，都可以採行生食，甚至，在養成生食的飲食習慣之後，就能發現它對身體的助益，包括排泄順暢、皮膚變細緻、身體變輕盈、精神變好……等，這些都是「代謝機制」被強化之後的結果。

Q03 生食是否會感染寄生蟲？

A 大多數的腸道寄生蟲（如蛔蟲、鞭蟲、絛蟲、痢疾阿米巴原蟲等）皆由口部進入人體，但是，之所以會被感染，主要是因為所吃的食物及水遭到污染，以及沒有養成「飯前便後洗手」的良好衛生習慣等所導致。也因此，採行生食的首要原則，就是「要把買回來的蔬菜水果徹底清洗乾淨」，至於生魚片、蝦貝類，也一定要選購新鮮、有保障的產品，以免誤食殘留有寄生蟲或蟲卵的食物。同時，由於生的蔬菜、水果含有豐富的食物纖維，如能大量攝取，還能大大增加腸道內的益菌，反倒有助防止寄生蟲的感染。

Q04 吃了生的蔬菜之後，會不會容易拉肚子？

A 對於沒有腸胃問題的一般人來說，不會因為吃了乾淨的生菜而拉肚子，但是，生的蔬菜因為具有豐富的膳食纖維，的確能夠促進吸收消化的運作，進而帶動排泄、減少便秘。至於本來腸胃就比較弱、或有慢性腸胃疾病的人，如果為了減重而想採行生食法，建議先以水果或蔬果汁為主，並且可以從早上飲用新鮮果汁開始，如此一來，便能掌握「對的時間吃對的東西」的大原則，有助大量補充食物酵素。

05 我不喜歡吃蔬菜水果，若只選擇生食中的泡菜，這樣也會瘦嗎？

A 任何的飲食及減重方式，都應該以「營養均衡」為最高指導原則，以免危害健康。多吃泡菜的確有助於瘦身，但是，我們的身體代謝需要的是各種營養素的一起運作，包括澱粉質、蛋白質、脂肪等，如果長期缺乏某種營養素，代謝機制不能完全，久而久之，身體就會產生病變，不但可能瘦不下來，甚至還會引發營養不良的相關疾病。

06 有哪些水果對於瘦身較有幫助？

A 基本上，水果的熱量在食物種類中都算低，但因營養素含量上的差異性，針對不同瘦身需求者，還是可以做些不同選擇，以便讓自己瘦得更有效率！

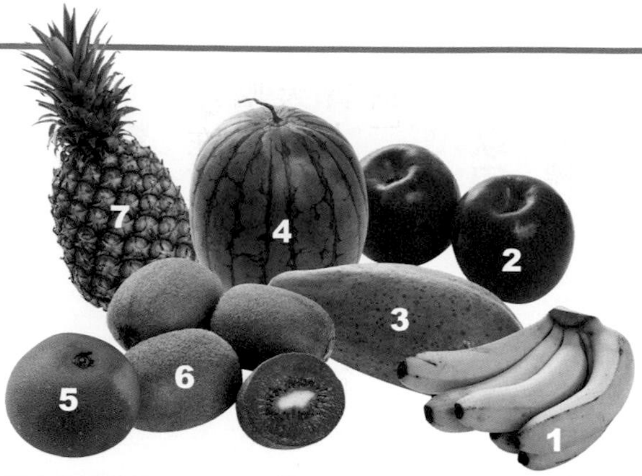

1	香蕉	屬於卡路里較高的水果，但脂肪含量很低，且含有豐富的鉀，並可減少脂肪積聚在下半身。
2	蘋果	含有獨特的蘋果酸，可加速身體代謝。同時，含鈣量超多，有助減少讓下半身水腫的鹽分。
3	木瓜	具有蛋白分解酵素，可去除因為吃肉而積聚的脂肪，並含豐富果膠，堪稱優良洗腸劑，可減少宿便造成的肥胖問題。
4	西瓜	除了糖分含量不高，並具有良好的利尿功效，多吃有助排除體內多餘水分，促進代謝。
5	葡萄柚	卡路里極低，且含有豐富的鉀，有助減少脂肪和水分在體內的積聚。
6	奇異果	維生素C和纖維質含量豐富，有助加速脂肪分解，避免造成脂肪在腰腹、腿的囤積。
7	鳳梨	含有鳳梨酵素，能有效分解蛋白質，並因富含膳食纖維，有助消化功能、促進代謝作用。

Q07 血糖偏高的人，也可以多吃水果嗎？

A 在意血糖值的人，與其少吃水果，倒不如少吃精製甜食及澱粉類食品，因為水果中不但含有大量對糖尿病患有益的維生素、纖維素和礦物質，還含有葡萄糖、果糖和蔗糖，而其中的「果糖」，在代謝時並不需要胰島素參加，加上各種水果中的含糖量不一，所以，應該要多吃特定性的水果，例如，每百克食品含糖量在10克以下的番茄、西瓜、哈密瓜、柳橙、檸檬、葡萄、桃、李、杏、枇杷、鳳梨、草莓、甘蔗、椰子、櫻桃等，都很適合食用。

Q08 可以用現榨果汁替代水果嗎？

A 現榨果汁來自天然水果，並沒有加入糖或添加物，屬於健康食物，但相較於直接吃水果的完整度，喝果汁還是比較不足，所以，可以的話，最好還是多吃水果，因為：

1. 水果比果汁具有飽足感：果汁是流質，就算喝了兩三杯也未必有感覺，所以往往已經喝下過多糖分而不自知。

2. 當心「果汁綜合症」上身：水果中富含鉀，但它與鈉是相互抵制的，所以，如果喝下過多果汁，很容易會因為一下子攝取太多的鉀，而導致身體產生低鈉的現象，例如頭暈、胃脹，甚至是嘔吐等。

3. 榨汁容易破壞水果營養：果汁機、榨汁機的刀片，會破壞水果的細胞結構，導致大部分水果中所含的鉀、果酸、抗氧化劑（如維生素C、胡蘿蔔素）、纖維素等元素，都會大受影響，尤其是抗氧化的效果，至少會減低一半。

4. 果汁所含纖維素大大降低：現榨果汁大多會濾除果渣，但這也同時過濾掉水果中很大部分的纖維素和礦物質，萬一沒有在第一時間喝掉、又被放在冰箱裡，那麼，冰存的時間愈久，果汁中的維生素A、C、E也會被氧化破壞得愈為嚴重。

09 水果應該怎麼切？

A 許多人愛吃水果，但卻懶得動手切水果，原因很多，不外乎覺得不好切、會髒手之類的理由，甚至有很多人會因為這個原因而很少吃水果，實在是得不償失。其實，只要學會切水果的技巧，就能輕鬆在家準備水果盤——以最難處裡的鳳梨為例，步驟說明如下：

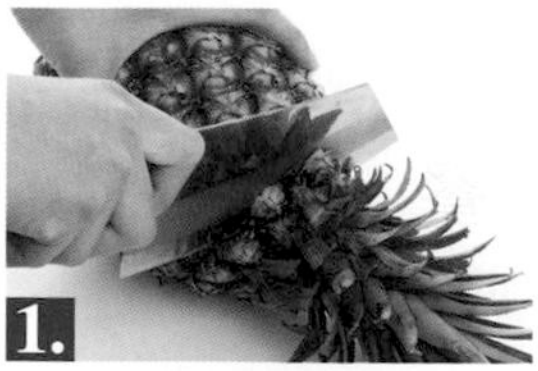
1. 鳳梨橫放，切除鳳梨頭及葉子，再切去鳳梨尾端。

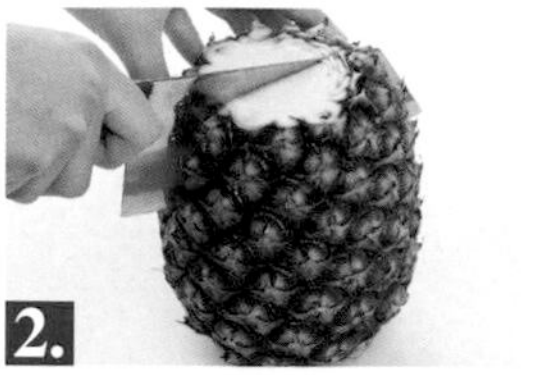
2. 將鳳梨直放擺正，從上往下對半縱切。

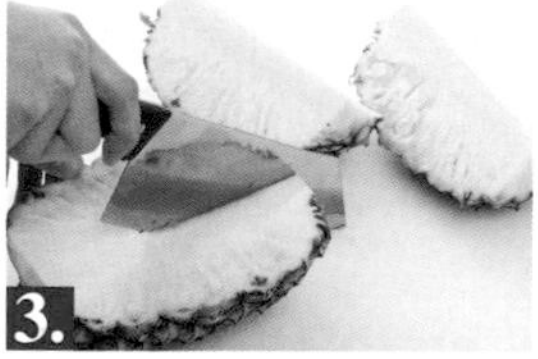
3. 再將兩半鳳梨各自再對切，即均勻分成4片。

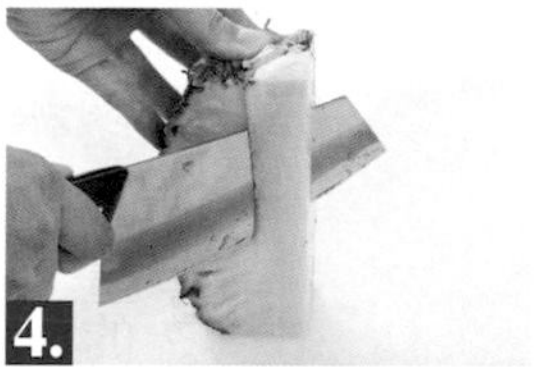
4. 從上往下，分別切除4片鳳梨的芯部。

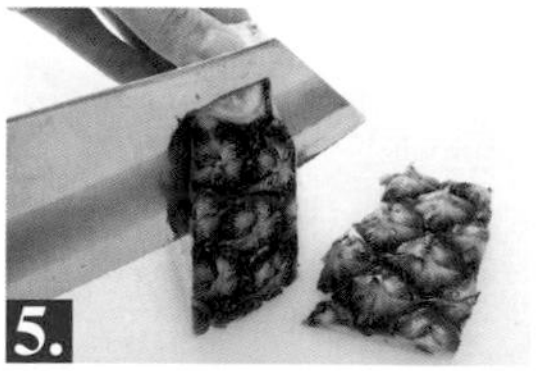
5. 最後再橫向或縱向切除鳳梨外皮即可。

10 多吃生食可以增加體內酵素，那麼可否以市售口服酵素取代？

A 市面上有許多酵素食品，有的是以蔬果、穀類或草本中藥為原料植入菌種發酵而成的綜合酵素；有的是從食物直接進行萃取的分解酵素，例如木瓜酵素、鳳梨酵素等。這些商品以粉狀、錠劑、或液體的形式出售，但在人體服用、經過腸胃消化道作用之後，即便還保存一點活性，程度也非常有限。所以，補充身體酵素的最佳方法，就是「攝取均衡飲食」，因為透由這樣的途徑，才能有效合成身體內所需要的各種酵素。在臨床上，有些中、老年人胃酸濃度明顯降低時，醫生會建議採用口服酵素食品來加強消化功能，但實際上，新鮮蔬菜、水果、全穀類、莢豆類等食物樣可以提供同樣的功能，並不是非得依賴口服酵素來補充不可。

Q11 生的食物是否會讓身體發冷、容易造成手腳冰冷？

A 我們吃下的食物，只要有助提升代謝，就能維持正常體溫，因為維持體溫的關鍵，就在於身體內是否有足夠的能量可以進行有效率的燃燒。而水果、蔬菜、生魚、生肉同樣含有熱量，不會因為生食，就減低了它們原先所具備的營養成分。

至於手腳冰冷，在生理上，多半是因為代謝循環不佳所致，與生食並無直接的關聯性，尤其是低血糖或低血壓的人，比較容易產生這類症狀，因此，應該採取「少量多餐」的飲食方式來維持血糖的穩定度。

Q12 據説生食一段時間之後，身體就能排出毒素，是真的嗎？

A 只要飲食清淡，身體不必過度負擔「分解、吸收、消化」的工作，自然就不會造成廢物囤積，甚至還能將過去所累積的有毒物質慢慢排出。而正確的「生食」，不但符合「高纖低脂」的健康飲食原則，也因為酵素的作用，更加帶動了身體的代謝速度和效果，因此，有助於身體器官的自然排毒，一段時間之後，肝臟、腎臟的功能都會增強，不但精神變好，有些人甚至還會排出非大小便的濃稠狀分泌物，或是顆粒狀的排泄物。所以，採用生食法減重的人，不但在瘦下來之後不易復胖，也特別容易會有身體輕盈的感覺。

Q13 若一餐之內有生食也有熟食，該怎麼食用呢？

A 無論就美味口感或飲食習慣來看，由於「完全生食」在現實生活中並不可能實踐，所以，想要達到有「酵」的生食，基本上，只要每餐能有一半比例的食物是生的，那就已經非常好了。不過，吃的時候一定要注意，為了讓生食當中的酵素作用更高，我們應該先吃生食，再吃熟食，而且，前後最好可以間隔3～5分鐘，以免過高的溫度破壞了酵素。此外，也應先吃蔬果，再吃魚肉蛋，最後吃澱粉類，並且每一口都至少要咀嚼20下，這樣一來，才能讓減重的效果更為良好！

- **建議次數：**
  每次伸展維持10秒，左右各10次。
- **消耗熱量參考：**
  持續10分鐘消耗約58.33大卡。
- **針對部位：**
  腹外斜肌、腹橫肌、腰方肌、骨腰肌、股內斜肌、骨肌。

第1招 扭腰擺臀

塑造小蠻腰，緊實鮪魚肚

即使是健身教練，都公認骨盆兩側贅肉是最難瘦的地方。「扭腰擺臀」動作能緊縮腹部整體肌肉，讓腰腹部形成天然的塑身衣。

1 平躺夾巾

將毛巾折成球狀，躺在軟墊或床上，雙手張開放在地板上，將毛巾球夾在膝蓋間。

CHECK
建議用大一點的毛巾來折，形成約15公分寬的球狀。

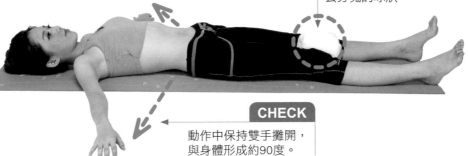

CHECK
動作中保持雙手攤開，與身體形成約90度。

2 抬膝

兩腿膝蓋彎起，盡量抬靠近胸部，小腹用力。

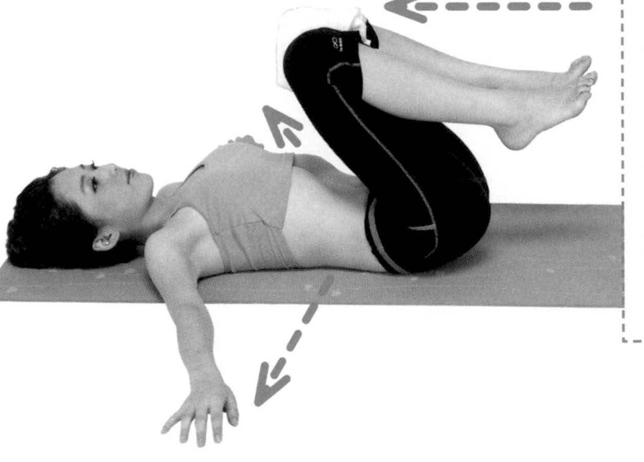

POINT 提醒

手不要太縮近身體
雙手完全攤開是為了加強轉體時的穩定性，讓腰部扭轉兩側時能更用力。

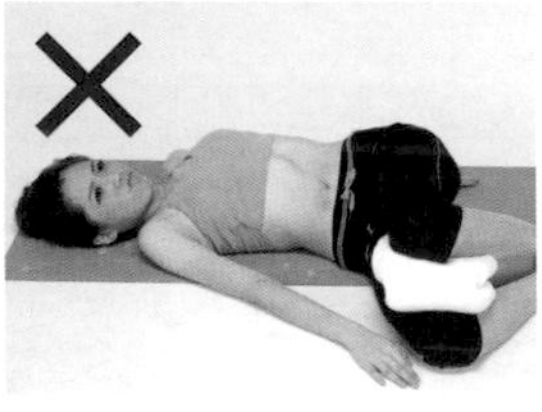

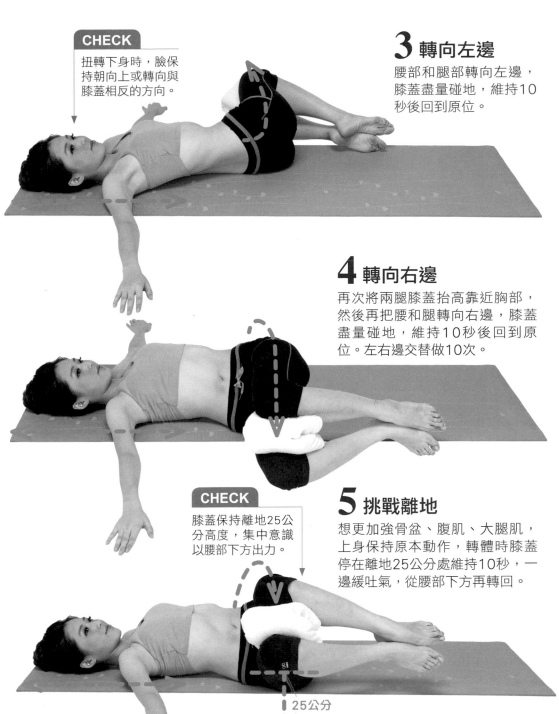

3 轉向左邊

腰部和腿部轉向左邊，膝蓋盡量碰地，維持10秒後回到原位。

CHECK

扭轉下身時，臉保持朝向上或轉向與膝蓋相反的方向。

4 轉向右邊

再次將兩腿膝蓋抬高靠近胸部，然後再把腰和腿轉向右邊，膝蓋盡量碰地，維持10秒後回到原位。左右邊交替做10次。

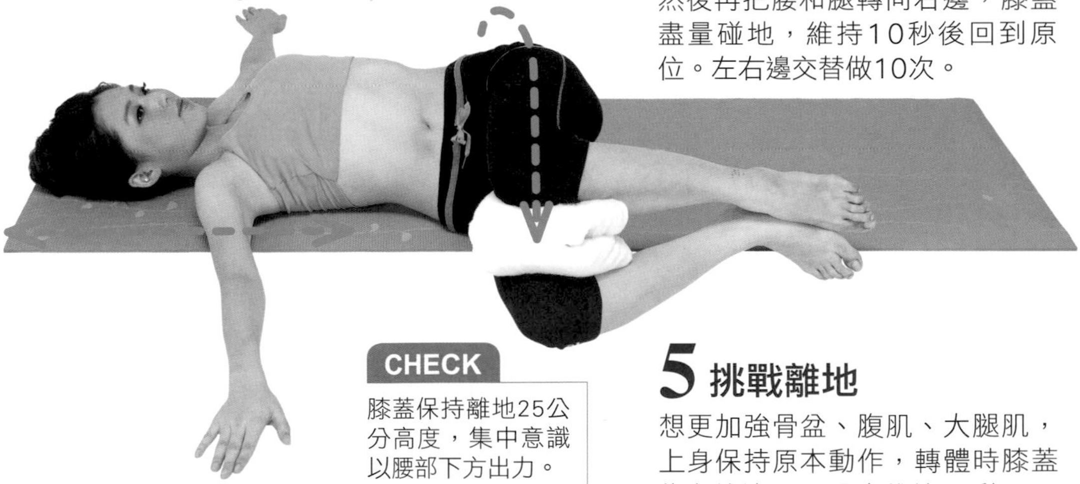

5 挑戰離地

想更加強骨盆、腹肌、大腿肌，上身保持原本動作，轉體時膝蓋停在離地25公分處維持10秒，一邊緩吐氣，從腰部下方再轉回。

CHECK

膝蓋保持離地25公分高度，集中意識以腰部下方出力。

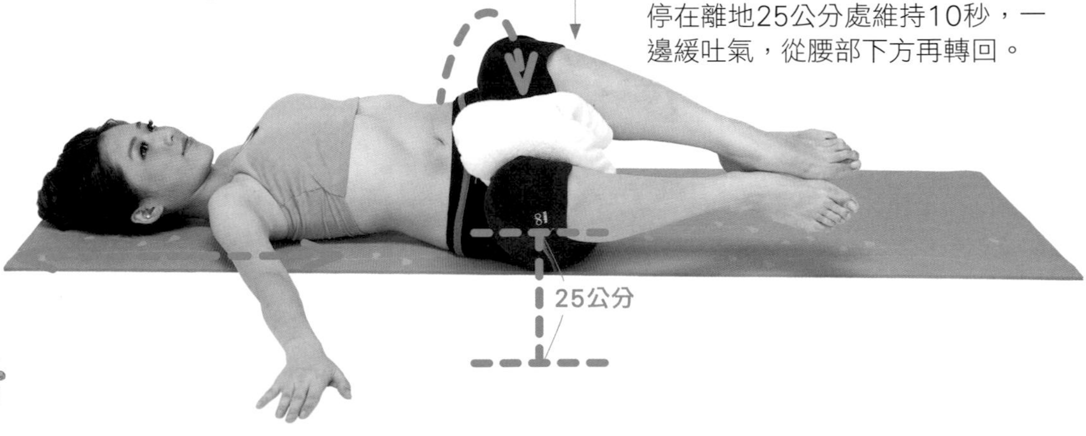

- **建議次數：**
  每次伸展維持10秒，重複10次。
- **消耗熱量參考：**
  持續10分鐘消耗約66.67大卡。
- **針對部位：**
  腹外斜肌、腹橫肌、腰方肌、骨腰肌、臀中肌、股內斜肌、提肩胛肌。

第2招 仰躺起坐

刺激穴道位，鍛鍊腰腹肉

利用毛巾做操，讓這個腹部運動很容易完成。腹部堆積過多脂肪，重量會給脊椎和骨盆增加負擔，造成腰痛。而這個動作能促進腹部消脂、緊實，刺激腹腔內穴位。

1 平躺預備

身體仰臥在軟墊或床上，雙腳併攏向前伸，將毛巾掛在脖子上，雙手握住毛巾兩端，腹部吸氣。

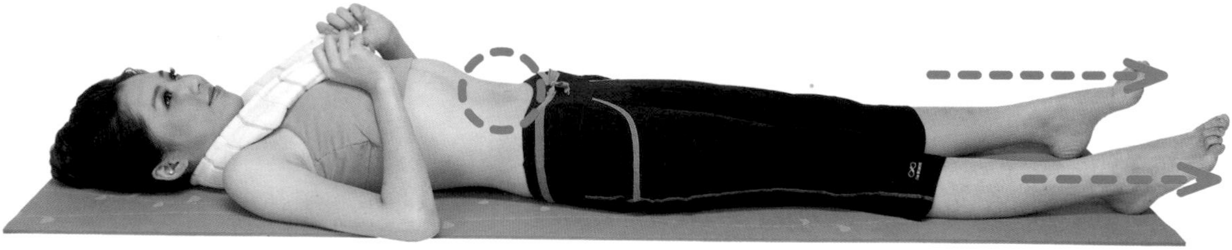

2 抬起上身

慢慢吐氣縮腹，利用腹部力量和毛巾撐力慢慢抬起上身，離地面30公分高，維持10秒。

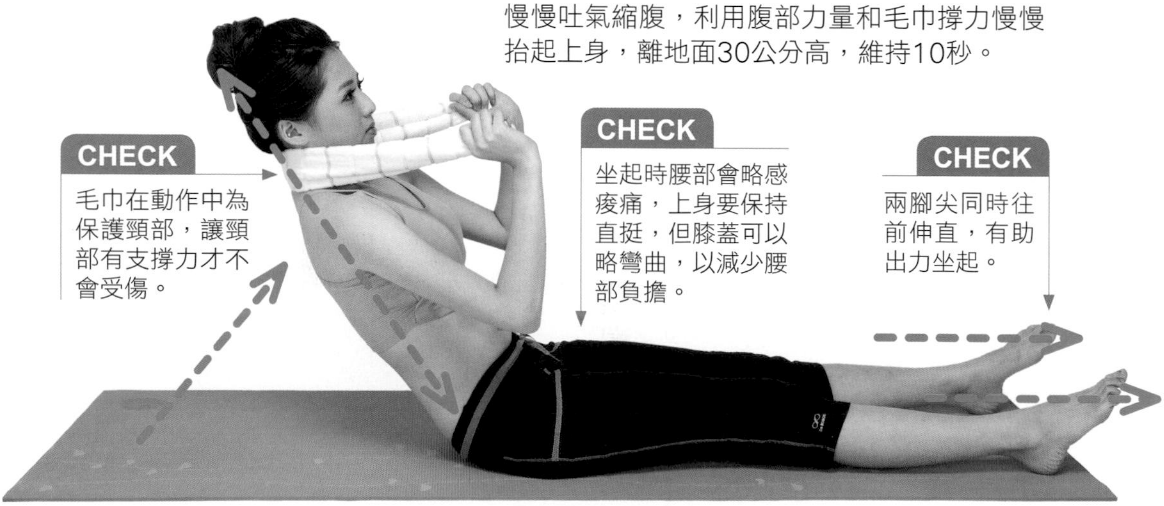

CHECK
毛巾在動作中為保護頸部，讓頸部有支撐力才不會受傷。

CHECK
坐起時腰部會略感痠痛，上身要保持直挺，但膝蓋可以略彎曲，以減少腰部負擔。

CHECK
兩腳尖同時往前伸直，有助出力坐起。

3 躺回休息

慢慢放鬆躺回，再重複步驟2，做10次即可。

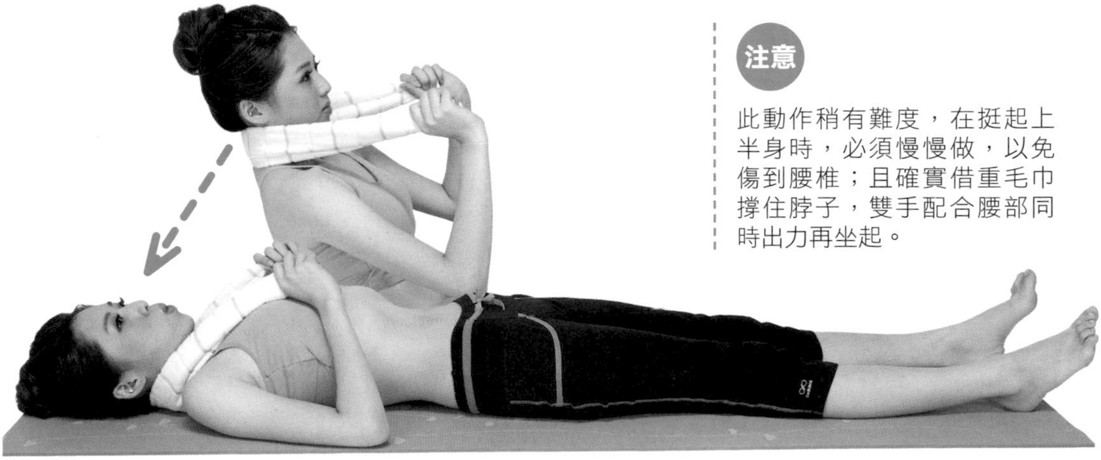

注意

此動作稍有難度，在挺起上半身時，必須慢慢做，以免傷到腰椎；且確實借重毛巾撐住脖子，雙手配合腰部同時出力再坐起。

POINT 提醒

腳不能跟著抬起

自己練習時，沒有人可以幫忙壓腳，但仍要避免利用腿部力量起身，
這樣會失去腰部用力的作用。

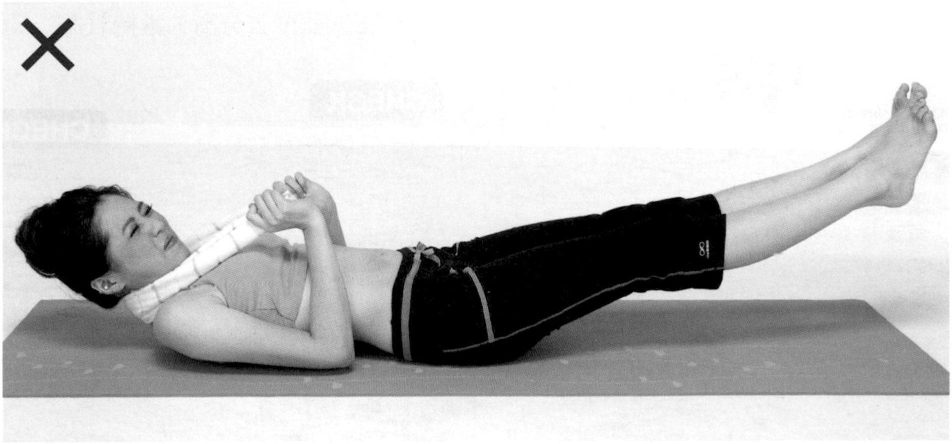

- **建議次數：**
  每次伸展維持10秒，重複10次。
- **消耗熱量參考：**
  持續10分鐘消耗約58.33大卡。
- **針對部位：**
  肱三頭肌、腹直肌、內外斜腹肌、臀大肌、股內外斜肌。

第3招 V型塑腹

強化腹肌群，肚子一定瘦

這個動作屬於較高難度，能大大增加腰部柔軟性，加速燃燒腹部脂肪，強化腹部肌肉群。但是，如果是腰部受過傷或年紀較大的老人家，不建議做此動作。

1 坐定套腳

坐在軟墊或床上，雙腳向前伸直。將毛巾套在雙腳腳底，雙手握住毛巾兩端。

CHECK

過程中，手臂、毛巾、上身都須保持拉直狀態。

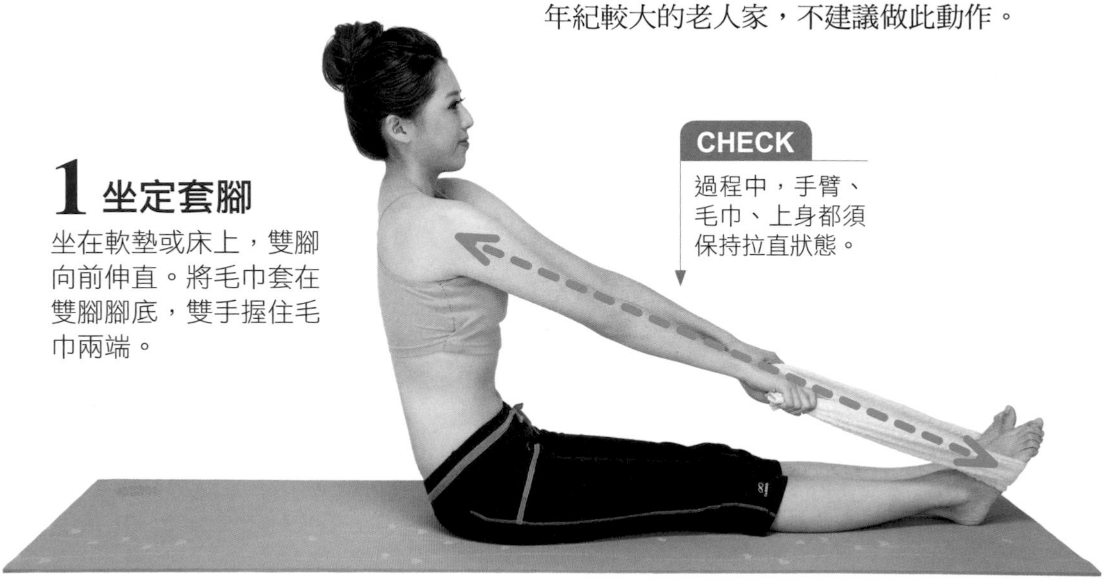

POINT 提醒

不可過度聳肩

做後仰動作時，不要過度聳肩，容易造成肩頸肌肉痠痛。

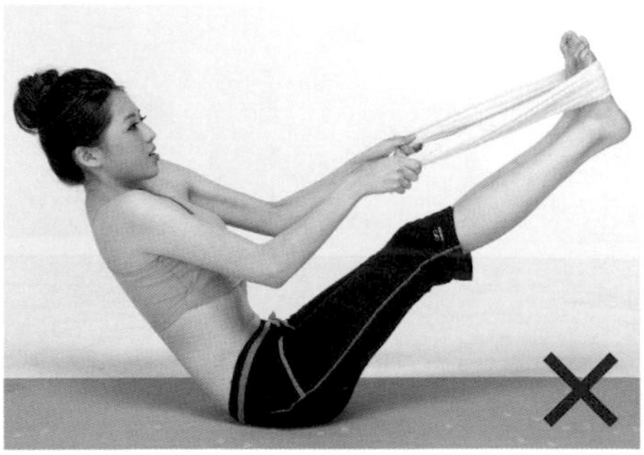

不要駝背

身體後仰時也不要駝背。建議想像自己與毛巾形成「人體翹翹板」，有助找到平衡點。

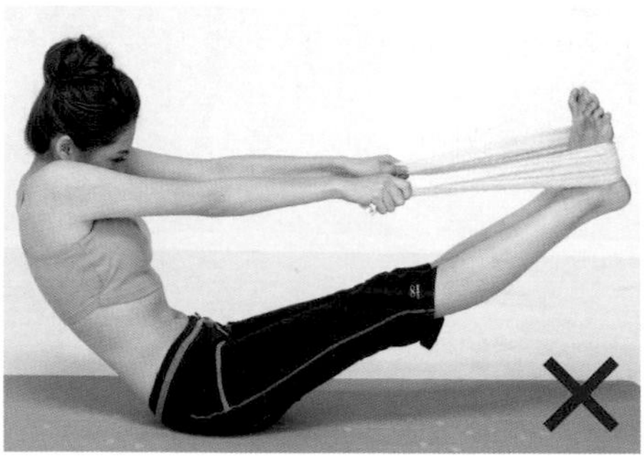

2 後仰做V字

腹部吸氣，身體慢慢後仰，雙手拉毛巾帶動腿部離地高約25公分。此時上身和腿部維持住V字型。

CHECK

手開始拉動身體後仰時，一開始膝蓋可以自然彎曲，等找到平衡點，膝蓋再慢慢壓直。

CHECK

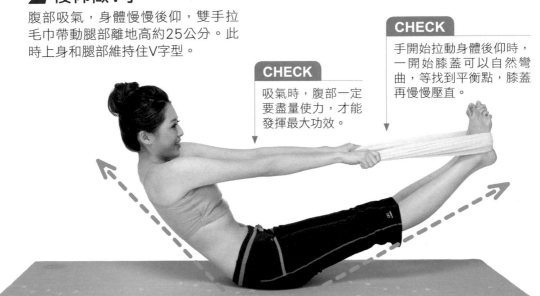

吸氣時，腹部一定要盡量使力，才能發揮最大功效。

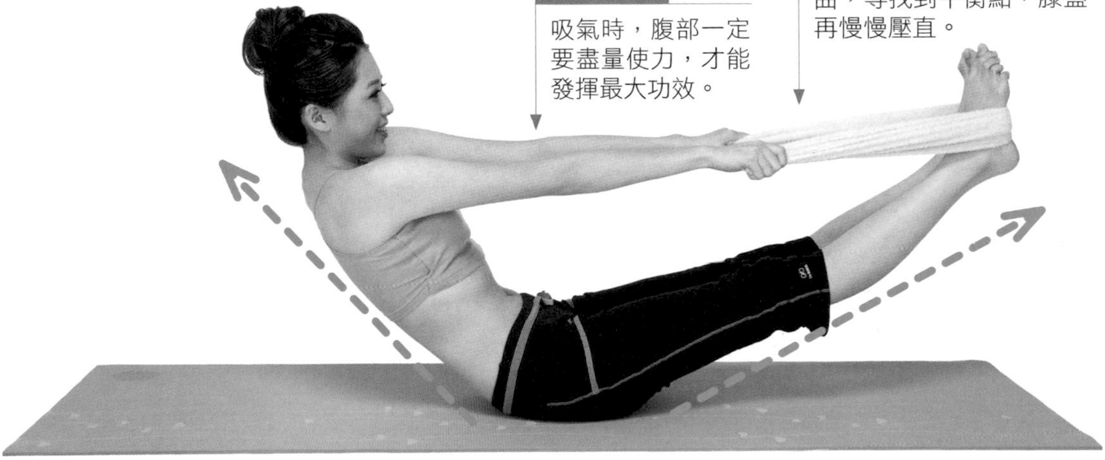

3 穩定再回位

慢慢吐氣維持身體呈V字型10秒後，再回到坐姿放鬆，重複做10次。

注意

提醒剛開始做此動作有困難的人，可以選擇長一點毛巾或圍巾。

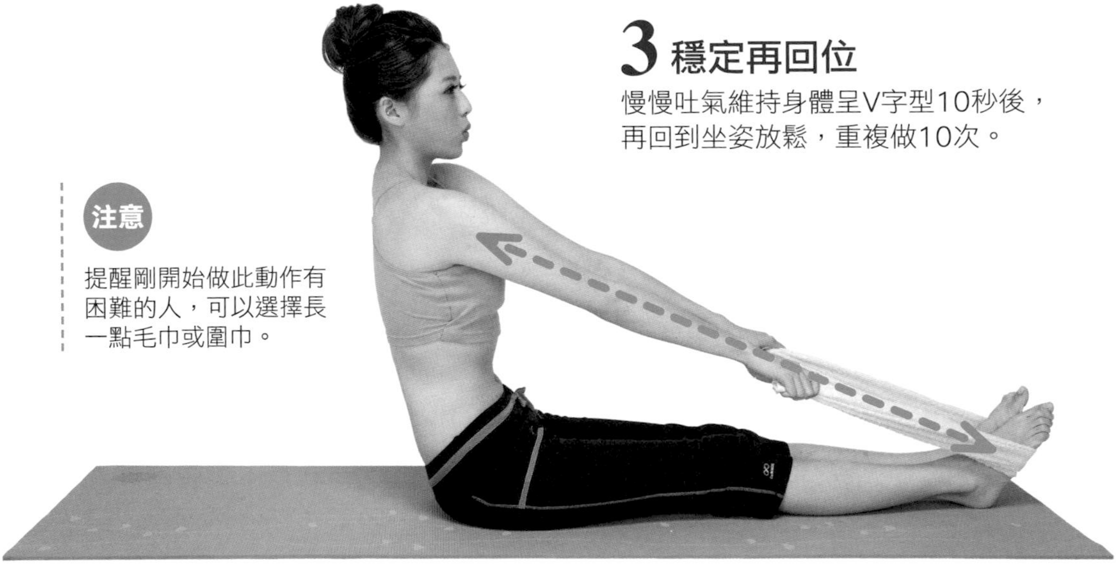

實用附錄3

外食也要很有「酵」的35種餐點！

❶ 主食類（共3款）

	1	2	3
品名	韓式泡菜涼麵	全麥蔬果春捲	小黃瓜細捲
	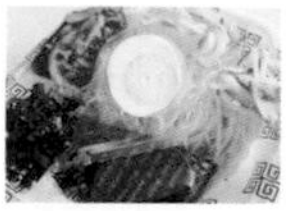	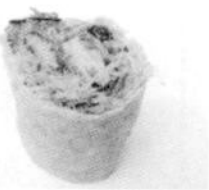	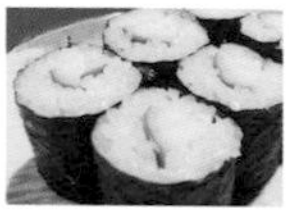
熱量	266卡/盒（不含醬汁）	150～200卡/捲	124卡（一盤二個）
內容物	麵條、泡菜、豆芽菜、海帶芽、半顆水煮蛋。	全麥麵皮、苜蓿芽、蘋果、小黃瓜、紅蘿蔔絲、紫色高麗菜絲等。	小黃瓜、醋飯、海苔、山葵醬、白芝麻等。
哪裡買	7-11便利商店	早餐店 生機飲食店	日式料理店 迴轉壽司店

❷ 沙拉類（共13款）

	1	2	3
品名	主廚田園沙拉	和風海藻沙拉	十二鮮蔬沙拉
	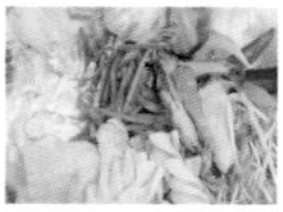	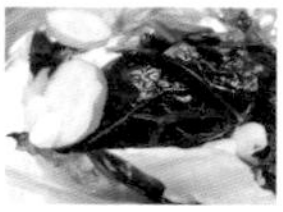	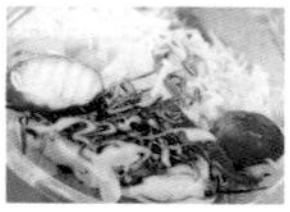
熱量	506卡/盒（不含醬汁）	223.75卡/盒（不含醬汁）	156卡/盒（不含醬汁）
內容物	新鮮蔬果搭配洋芋蛋沙拉及螺旋麵。	新鮮蔬菜與海藻、海帶芽兩種健康食材，搭配清爽和風醬。	一次攝取12種新鮮蔬菜！搭配酸甜千島醬，色彩豐富增加食慾感。
哪裡買	7-11便利商店	7-11便利商店	7-11便利商店

	4	5	6
品名	蟹味鮮蝦佐生菜	一日野菜活力纖果	鮪魚沙拉
	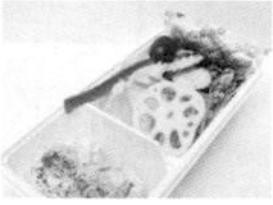	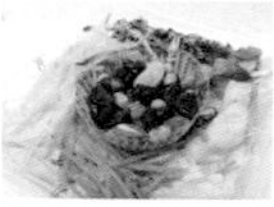	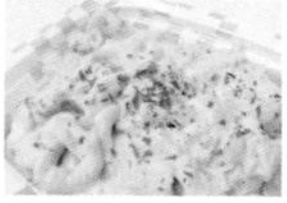
熱量	245卡/盒（含中華油醋醬）	152卡/盒（不含醬汁）	215卡/盒（含美乃滋）
內容物	生菜、紫高麗、小蕃茄、甜椒、馬鈴薯、白蝦仁、蟹味絲等。	美生菜、高麗菜、蘿蔓、紫高麗、紅蘿蔔絲、小蕃茄、杏仁果、腰果等堅果。	鮪魚肉醬、義式貝殼麵、紅蘿蔔絲、黃瓜絲、玉米粒、天然香料、油。
哪裡買	7-11便利商店	7-11便利商店	全家便利商店

	7	8	9	10	11
品名	凱撒沙拉	麥當勞搖滾沙拉	摩斯寒天鮮蔬沙拉	雞肉沙拉總匯	新夏威夷鮮蔬沙拉
	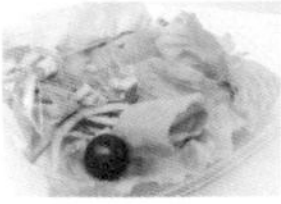	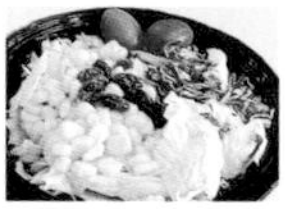	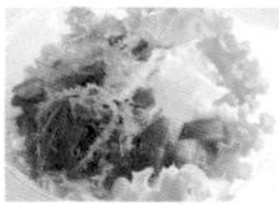	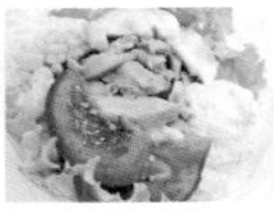	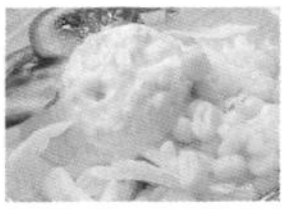
熱量	174卡/盒（含凱撒醬）	45卡/盒（不含醬汁）	32.5卡/盒（不含醬汁）	167卡（不含醬汁）	97卡（不含醬汁）
內容物	蘿蔓生菜、紅蘿蔔絲、洋蔥絲、小蕃茄、培根、起司等。	玉米粒、美生菜、紫色高麗菜絲、蕃茄、葡萄糖。	海藻、萵苣、玉米粒、蕃茄、海帶芽等。	雞肉、玉米粒、萵苣、蕃茄、水煮蛋、馬鈴薯泥等。	玉米粒、萵苣、蕃茄、蝦仁沙拉。
哪裡買	全家便利商店	麥當勞	MOS摩斯漢堡	MOS摩斯漢堡	MOS摩斯漢堡

	12	13
品名	泰式涼拌青木瓜絲	肯德基鮮蔬沙拉
	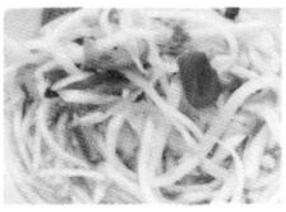	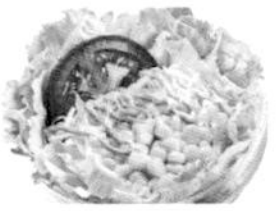
熱量	86卡/份	79卡/份
內容物	青木瓜、蕃茄、蝦米、花生米、蒜、辣椒。	萵苣、玉米粒、高麗菜絲、蕃茄等，內附一包千島醬。
哪裡買	泰式料理店	肯德基

❸ 小菜類（共7款）

	1	2
品名	皮蛋豆腐	日式涼拌山藥絲
	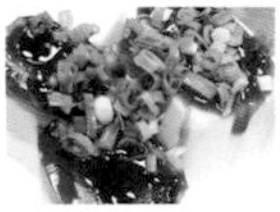	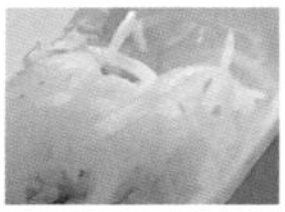
熱量	152卡/份	73卡/100g
內容物	皮蛋、豆腐、柴魚片、青蔥。	山藥、海苔、山葵。
哪裡買	小吃店	日式料理店

	3	4	5	6	7
品名	山藥醋黃瓜	涼拌小黃瓜	冰鎮苦瓜	蘆筍手捲	山藥手捲
	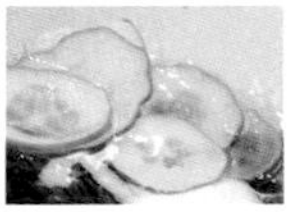	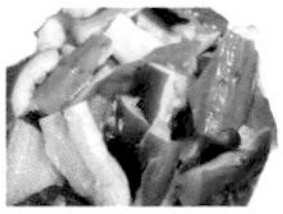	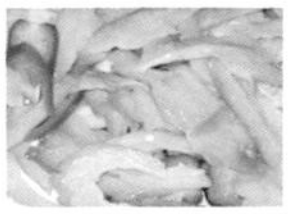	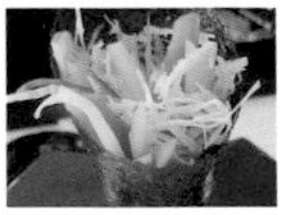	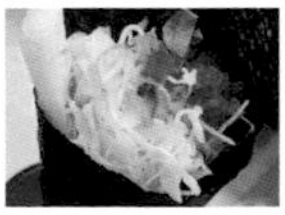
熱量	98卡/100g	30卡/份	28卡/100g	35卡/捲	105卡/個
內容物	山藥、小黃瓜。	小黃瓜。	苦瓜。	蘆筍、海苔、高麗菜絲、細柴魚、美奶滋等。	山藥、蝦卵、海苔、高麗菜絲。
哪裡買	日式料理店	小吃店	小吃店 自助餐店	日式料理店 迴轉壽司店	日式料理店

4 醃漬類（共7款）

	1	2	3	4
品名	醃雪裡紅	醃蘿蔔	台式泡菜	百香果青木瓜
	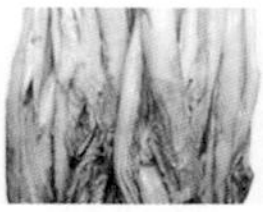	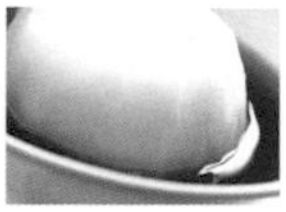	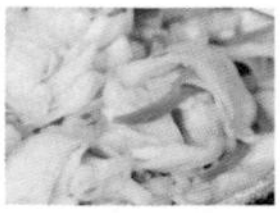	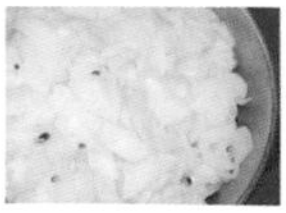
熱量	25卡/100g	21卡/100g	24卡/60g	78卡/100g
內容物	青菜、辣椒。	蘿蔔。	高麗菜、紅蘿蔔絲。	青木瓜、百香果。
哪裡買	超市 菜市場	超市 菜市場	小吃店或自製	小吃店 自助餐店

	5	6	7
品名	菜脯	脆瓜	糖漬嫩薑
	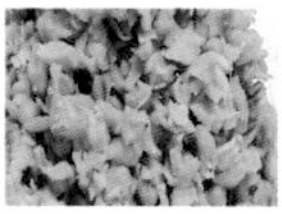	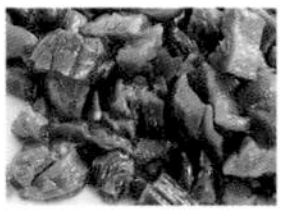	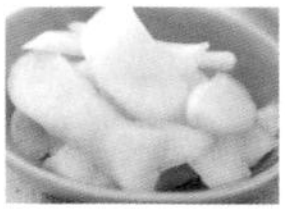
熱量	52卡/一小盤	56卡/一小盤	65卡/100g
內容物	蘿蔔。	小黃瓜。	嫩薑。
哪裡買	超市 菜市場	超市 菜市場	超市 菜市場

5 海鮮類（共5款）

	1	2	3	4	5
品名	各類海鮮握壽司	生魚片	海鹽甜蝦	涼拌海蜇皮	洋蔥燻鮭
	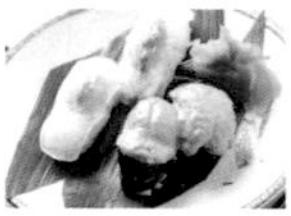	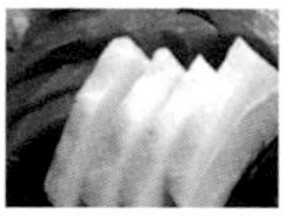	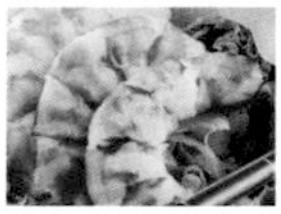	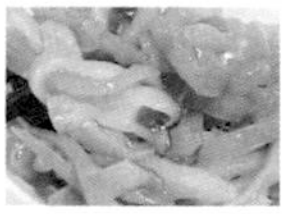	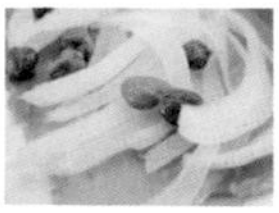
熱量	68～90卡/個	38～62卡/份	16卡/份	44卡/100g	59卡/2片
內容物	干貝、花枝、鯛魚、旗魚、鮪魚等。	鮪魚、鯛魚、旗魚、鮭魚等。	甜蝦、海鹽。	海蜇皮、小黃瓜、紅蘿蔔絲。	燻鮭魚、洋蔥絲。
哪裡買	日式料理店 迴轉壽司店	日式料理店 迴轉壽司店	日式料理店	小吃店 超市	日式料理店

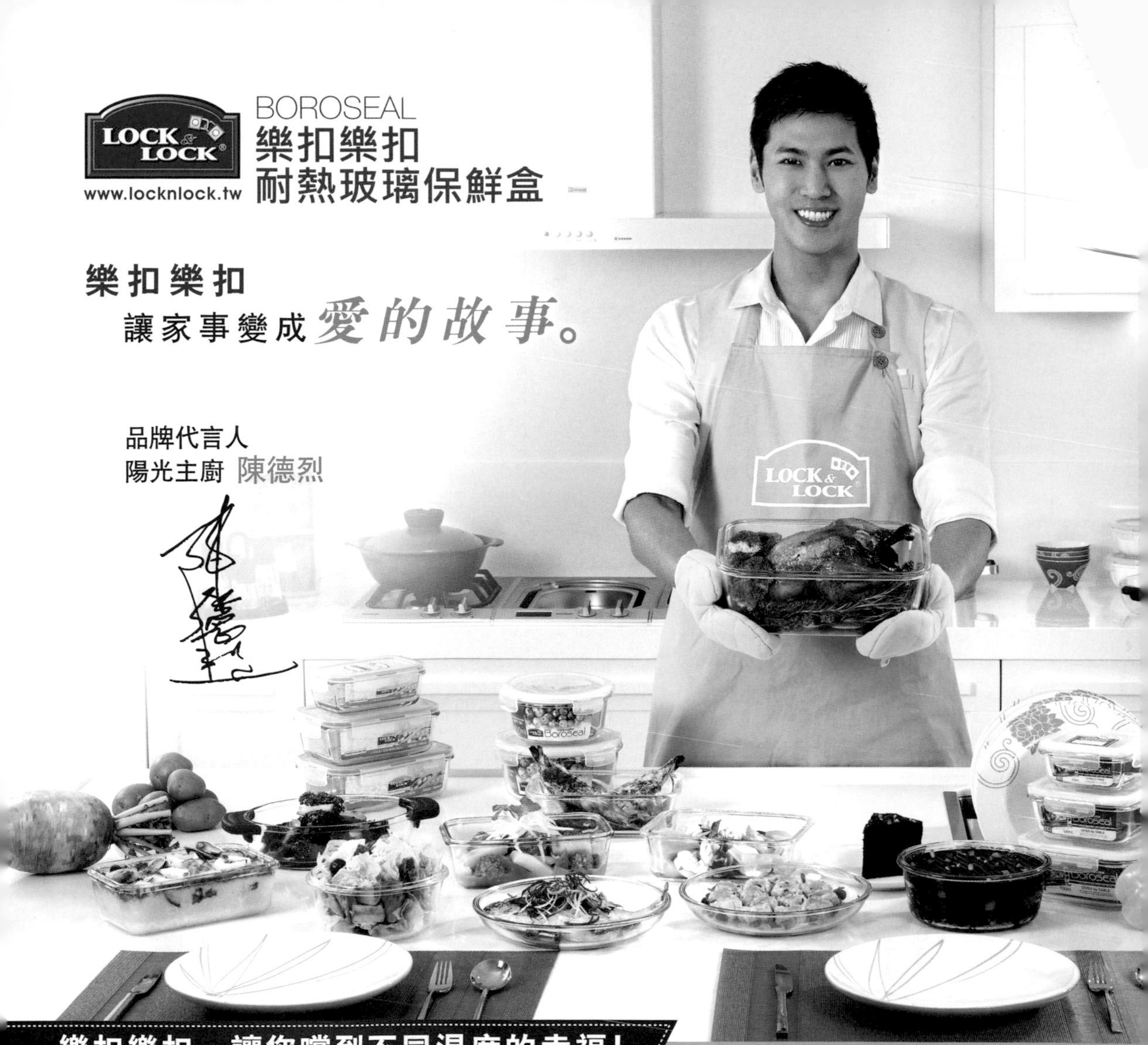
BOROSEAL
樂扣樂扣
耐熱玻璃保鮮盒
www.locknlock.tw
樂扣樂扣
讓家事變成愛的故事。
品牌代言人
陽光主廚 陳德烈
樂扣樂扣，讓您嚐到不同溫度的幸福！

健康樹系列31

吃對東西，有酵就能瘦！

權威專家告訴你：史上最有效的【自然飲食代謝減重法】！

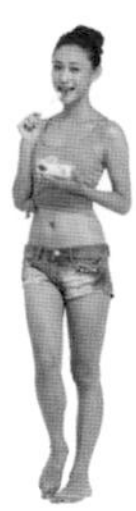

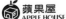

國家圖書館出版品預行編目資料

吃對東西，有酵就能瘦！：權威專家告訴你 史上最有效的自然飲食代謝減重法！ / 呂紹達編訂. -- 初版. -- 新北市・蘋果屋，2012.05
面； 公分. --（健康樹系列；31）
ISBN 978-986-6444-42-5（平裝）
1.減重 2.酵素 3.食譜
411.94 101003328

編訂者 呂紹達
執行編輯 蘋果屋健康瘦身醫療顧問小組
文字協力 丹丹・劉怡靜・Sabine・許馨方・顏佑婷
攝影協力 楊麗雯・陳宜鈴
圖片來源 蘋果屋資料室
封面內頁設計 何偉凱・莊勻青
插畫繪製 2D馬賽克

發行人 江媛珍
發行者 蘋果屋出版社有限公司（檸檬樹國際書版集團）
地址 新北市235中和區中和路400巷31號1樓
電話 02-2922-8181
傳真 02-2929-5132
電子信箱 applehouse@booknews.com.tw
蘋果書屋 http://blog.sina.com.tw/applehouse
臉書FACEBOOK http://www.facebook.com/applebookhouse

社長 陳冠蒨
總編輯 楊麗雯
副主編 陳宜鈴
編輯 顏佑婷
日文編輯 王淳蕙
美術組長 何偉凱
美術編輯 莊勻青
行政組長 黃美珠

製版・印刷・裝訂 詠富資訊科技有限公司
法律顧問 第一國際法律事務所 余淑杏律師

代理印務及全球總經銷 知遠文化事業有限公司
地　　址：新北市222深坑區北深路三段155巷25號5樓
電　　話：02-2664-8800
傳　　真：02-2664-0490
博訊書網：www.booknews.com.tw

ISBN：978-986-6444-42-5
定　　價：280元
出版日期：2012年05月
初版３刷：2013年08月
劃撥帳號：19919049
劃撥戶名：檸檬樹國際書版有限公司
※單次購書金額未達1000元，請另付40元郵資。

蘋果屋 APPLE HOUSE